中医药预防保健丛书

针灸「治未病」——逆针灸

ZHENJIU ZHIWEIBING

名誉主编 葛 明

主 编 韩兴军 叶小娜

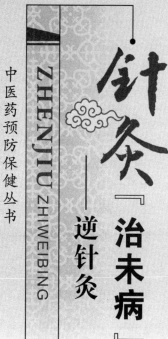

U0201633

山东科学技术出版社

名誉主编　葛　明

主　　编　韩兴军　叶小娜

副 主 编　王文静　于晓晶　张明庆　张　琪

　　　　　李　美

编　　委　杜晓林　姜　茜　董　博　关卫勇

　　　　　宋洪玉　朱金成　段　磊　谭　杰

　　　　　杨逸霏　安　英　杨焕新　张　明

　　　　　张明飞

序

回顾山东中医药大学第二附属医院的历史,中医科室是一段年轻的记忆,而预防保健中心从小到大、从弱到强的发展足迹折射出不断拼搏走向腾飞的艰辛。韩兴军主任以其所著《针灸"治未病"》索序于我,并谈及他有全面系统地研究整理中医药预防保健的一些独特疗法的设想,吾深表赞同,因为这是一件很有意义的事,对中医药预防保健这一领域将有很大的贡献。

韩兴军是山东中医药大学高树中教授的高足,2010 年硕士毕业后于国家中医药管理局助勤 2 年,表现优异。回医院后担任预防保健中心主任,现在所主持的科室为国家中医药管理局"十二五"重点专科培育单位、国家中医药管理局中医预防保健及康复与临床服务能力项目建设单位、国家中医药管理局第二批"治未病"预防保健服务试点单位、山东省第一批中医药预防保健服务中心建设单位、山东省首批中医药重点科研实验室——亚健康体质学研究实验室等。他目前担任山东针灸学会常务委员、山东省卫生保健协会理事、山东省医师协会健康保健分会委员。主持省级课题 2 项,参与国家级课题 5 项。主编著作 2 部,发表论文 10 余篇。

该书是从理论到实践,将二者有机结合的重要研究成果。应用针灸方法"治未病"是在无病或疾病发生之前选择一定的时机,应用针灸方法激发经络之气,以增强机体的抵抗力,防止疾病的发生,减

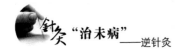

轻随后疾病的损害程度或保健延年。"是故圣人不治已病治未病，不治已乱治未乱，此之谓也。"对他们这代年轻人的远大志向和蓬勃朝气深表赞叹！

院长：葛明
于山东中医药大学第二附属医院

前　言

21世纪是生命科学的世纪,医学模式发生了巨大的变化。现代社会的发展对医学提出的新要求就是对疾病做出超前应对,即防止疾病的发生,干预病前状态。中医学的未病理论有着悠久的历史,是在长期医学实践中不断发展进步,逐渐形成并完善的系统学说。针灸"治未病"是中医未病医学的一个重要组成部分,有着独特的疗效和绿色无毒副作用的优势,恰好契合当前这种理念。特别是从20世纪中叶起,我国的针灸工作者将针灸技术更广泛地应用于各科疾病预防。而近三十年来,应用针灸进行保健,可以说是风靡全球。总结古今医家经验,揭示针灸保健防病的规律,对促进针灸预防学的形成,丰富现代预防学的内容有着重要的启示。

近三十余年来,针灸保健工作日益引起重视,同时预防的内容也逐渐转移到心、脑血管等慢性非传染性疾病上来。需要指出的是,随着20世纪70年代初欧美等西方国家掀起针灸热潮,针灸保健取得了令人瞩目的世界性进展。

针灸"治未病"是依据中医"治未病"理论,选择一定的时机,应用各种针灸方法刺激机体一定的腧穴,人为激起机体适度应激的一种有效方法。它通过增强机体的抵抗力和耐受力而达到防病保健的目的,现代多称为"逆针灸"。逆针灸疗法具有丰厚的中医理论基础,其防病保健作用十分肯定。

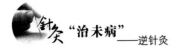

本书分为两部分：

总论篇主要介绍针灸"治未病"古文献记载和现代研究。

各论篇主要介绍心血管针灸"治未病"、脑血管针灸"治未病"、妇科针灸"治未病"、儿科针灸"治未病"、骨科针灸"治未病"、呼吸科针灸"治未病"、脾胃肝胆针灸"治未病"、肾系针灸"治未病"、内分泌针灸"治未病"等。

编者

目　录

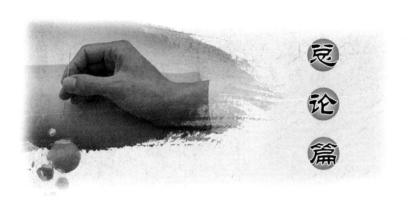

总论篇

第一章 "治未病"的中医理念

一、治未病概念

"治未病"的概念最早出现于《黄帝内经》。在《素问·四气调神大论》中有论述:"是故圣人不治已病治未病,不治已乱治未乱,此之谓也。夫病已成而后药之,乱已成而后治之,譬犹渴而穿井,斗而铸锥,不亦晚乎",生动地指出了"治未病"的重要意义。另有《素问·刺热》篇论述:"肝热病者左颊先赤,心热病者颜先赤,脾热病者鼻先赤,肺热病者右颊先赤,肾热病者颐先赤。病虽未发,见赤色者刺之,名曰治未病。"此"病虽未发",结合上文是指机体已受邪但尚处于无症状或症状尚较少、较轻的阶段。这种潜病态可发展成为某种具有明显症状和体征的疾病。因而,此处"治未病"是指通过一定的防治手段以阻断其发展,从而使这种潜病态向健康方向转化,属于疾病早期治疗的范围。还见于《灵枢·逆顺》:"上工,刺其未生者也。其次,刺其未盛者也。其次,刺其已衰者也……上工治未病,不治已病。"此处"治未病"对医生的治疗经验和水平提出了要求,要想成为一名高明的医生,要善于预防疾病,防患于未然。

结合现代医学的理论,综合各家说法,可以将人群的健康状态分为三种:一是健康未病态,即人体处于没有任何疾病时的健康状态;二是欲病未病态,即体内病理信息隐匿存在的阶段,或已经具有少数先兆症状或体征的小疾小恙状态,但尚不足以诊断为某种疾病;三是已病未传态,即人体某一脏器出现了明显病变,根据疾病的传变规律及脏腑之间的生理、病理关系,病邪可能传入其他脏腑,但

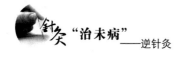

病邪尚局限在某一脏腑未发生传变的状态。

"治未病"就针对以上三个状态,具有以下作用。一是未病养生,防病于先。指未患病之前先预防,避免疾病的发生,这是医学的最高目标,是健康未病态的治疗原则,也是一名高明医生应该追求的最高境界。二是欲病施治,防微杜渐。指在疾病无明显症状之前要采取措施,治疗于初始,避免机体的失衡状态继续发展,这是潜病未病态的治疗原则。三是已病早治,防止传变。指疾病已经存在,要及早诊断,及早治疗,防其由浅入深,或发生脏腑之间的传变,这是欲病未病态、传变未病态的治疗原则。另外,还有瘥后调摄、防其复发。指疾病初愈正气尚虚,邪气留恋,机体处于不稳定状态,机体功能还没有完全恢复之时,此时机体或处于健康未病态、潜病未病态、或欲病未病态,故要注意调摄,防止疾病复发。

"治未病"是中医学的重要思想。"治"的含义是管理、治理的意思。"治未病"就是采取相应措施,维护健康,防止疾病的发生与发展。严格来说,"治未病"包含"未病先防,既病防变,愈后防复"三个层面。强调人们应该注重保养身体,培养正气,提高机体的抗邪能力,达到未生病前预防疾病的发生,生病之后防止进一步发展,以及疾病痊愈以后防止复发的目的。这种重在"治未病"的思想,实质上体现了中医重视预防的思维模式。将能够掌握"治未病"思想理念、擅治未病的医生称为"上工",说明了中医对"治未病"的重视程度。事实上,中医药学几千年医疗保健中一直都在应用"治未病"的思维方式,正因如此,"治未病"成为中国传统健康文化的核心理念之一。

二、我国历代中医学者关于"治未病"的阐述

"治未病"思想源自《黄帝内经》。历代医家对"治未病"的思想和内容进行了继承和发扬,在他们的著作中可以见到"治未病"的理论和应用,可见古人对于"治未病"思想的重视。

史料记载扁鹊姓秦,名越人,春秋战国时期渤海郡人。他"治未病"的思想鲜明地体现在齐桓公病案中。据《史记》记载,扁鹊医术高明,经常出入宫廷为君王治病。有一天,他巡诊去见齐桓公,礼毕,侍立于桓公身旁细心观察其面容,然后说道:"我发现君王的皮肤有病。您应及时治疗,以防病情加重。"桓公不以为然地说:"我一点病也没有,用不着什么治疗。"扁鹊走后,桓公不高兴地说:"医生总爱在没有病的人身上显能,以便把别人健康的身体说成是被医治好的。我不相信这一套。"十天以后,扁鹊第二次去见桓公,察看了桓公的脸色之后说:"您的病到肌肉里面去了。如果不治疗,病情还会加重。"桓公仍不相信,并对扁鹊的说法深感不快。又过了十天,扁鹊第三次去见桓公,看过桓公后说道:"您的病已经发展到肠胃里面去了。如果不赶紧医治,病情将会恶化。"桓公还是不相信,他对"病情变坏"的说法更加反感。接着又隔了十天,扁鹊第四次去见桓公。两人刚一见面,扁鹊扭头就走,这一下倒把桓公搞糊涂了。他心想:"怎么这次扁鹊不说我有病呢?"于是派人去找扁鹊问原因,扁鹊说:"一开始桓公皮肤患病,用汤药清洗、火热灸敷容易治愈;稍后他的病到了肌肉里面,用针刺术可以攻克;后来桓公的病患至肠胃,服草药汤剂还有疗效。可是目前他的病已入骨髓,人间医术就无能为力了。得这种病的人能否保住性命,生杀大权在阎王爷手中。我若再说自己精通医道,手到病除,必将招来祸害。"五天过后,桓公浑身疼痛难忍。他看到情况不妙,主动要求找扁鹊来治病。派去找扁鹊的人回来后说,扁鹊已逃往秦国去了。桓公这时后悔莫及,挣扎着在痛苦中死去了。这个病案从一个侧面突出反映了扁鹊能够预知疾病的发生、发展和转归,提出疾病要"早发现、早治疗"的观点,见微知著,防微杜渐,体现出扁鹊"治未病"的思想。

医圣张仲景秉承《黄帝内经》《难经》之旨,在临床医学实践中贯彻"治未病"思想,他在《金匮要略·脏腑经络先后病脉篇》中云:

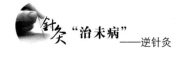

"见肝之病,知肝传脾,当先实脾",这是运用五行乘侮规律得出的治病防变的措施,是"治未病"思想既病防变的具体体现。据《针灸甲乙经·序》记载,一天,仲景与侍中王仲宣相遇。仲景说他已患病了,到了40岁的时候眉毛要脱落,然后过半年就会死去,并且告诉他服五石汤可免除。俗话说"忠言逆耳",王嫌仲景的话难听,就没有服药。后果如仲景所言,王仲宣到了40岁时先是眉落,继则死去。这个故事可以说明,张仲景诊察未病的造诣是很高深的。他发展了《黄帝内经》以来的相关思想,从未病先防、既病防变等多层面论述了"治未病"的原理、方法。张仲景"治未病"的中心环节,具体表现为:首先,要早期治疗。在疾病之初,要不失时机地给予正确治疗,尽量祛邪于萌芽阶段。其次,治未病的脏腑。人体是一个有机的整体,脏腑经络在生理上相互联系,也必然成为在病理状态下疾病传变的内在依据。为此,张仲景将治未病的脏腑作为既病防变的重要措施。

东汉末年杰出的医学家华佗,擅长外科手术并发明了世界上最早的全身麻醉剂"麻沸散",因而被誉为外科学始祖,相传著有《中藏经》一书。其"治未病"思想与实践主要有:创五禽戏,强身健体。认为运动有强健脾胃的功能,可促进饮食的消化输布,使气血生化之源充足,气血流通,则身体健康而长寿。他根据古代导引术,模仿虎、鹿、熊、猿、鸟五种禽兽的不同形象和特有的动作特色,创立了一套适宜于防病、祛病和保健的医疗体操——"五禽戏",并指出人体疾病的发生,是与自然界息息相关的,只有掌握其规律,适应其变化,才能祛病保健。

晋代著名医家葛洪,他在防病养生方面给我们后人留下了许多精辟的论述。首先,提倡"养生以不伤为本",重视身体保养。疾病形成是一个漫长过程,是由于人们防患意识淡薄,平日不注意护形、养神而致。俗话说:"病来如山倒,病愈如抽丝。"一旦造成无法挽回的不良后果,后悔晚矣。其次,强调劳逸适中,慎避外邪。他在《抱朴子》中指出,一个人所以常生病,皆因风寒暑湿所致。如果平日注意内养正气,形神相卫,各种邪气就不会侵犯人体。此外,葛洪还认为维持人的生命的基本要素是气和血。人生病主要是气血亏损所致。另外,他在精神保健和心理卫生上还提出要除六害:一曰薄名利,二曰禁声色,三曰廉财物,四曰损滋味,五曰除佞妄,六曰去沮嫉。他明确告诫众人,"夫善养生者,先除六害,然后可延驻千百年。"

唐代医家孙思邈提出了"上医医未病之病,中医医欲病之病,下医医已病之病",将疾病分为"未病"、"欲病"、"已病"三个层次。在《备急千金要方》中提出用针刺预防中风的具体方法:"惟风宜防尔,针耳前风府身良。"在《备急千金要方》和《千金翼方》两书中,他还明确论证了"治未病"与养性的直接关系,"善养性者,治未病之病",并创造了一整套养生延年的方法。在其著作中列食养、食疗食物154种,他说:"安身之本,必资于食,是故食能排邪而安脏腑,悦神爽志以资气血,若能用食平疴,释情遣疾者,可谓良工。"也就是说,食物对人体的滋养作用,本身就是最重要的增进健康、益寿延年的途径。合理安排饮食,可保证机体的营养,使五脏功能旺盛,气血充实,提高适应自然界变化的应变能力,增强抵御外邪的力量。

元代朱丹溪指出:"与其求疗于有疾之后,不若摄养于无疾之先。盖疾成而后药者,徒劳而已。是故已病而不治,所以为医家之法,未病而先治,所以明摄生之理。夫如是,则思患而预防之者,何患之有哉?"提出了预防与养生的重要性。

明代杨继洲《针灸大成》中也有艾灸预防中风的详细记载:"但未中风时,一两月前,或三四月前,不时足胫发酸发重,良久方解,此将中风之候也,便宜急灸三里、绝骨四处,各三壮……如春交夏时,夏交秋时,俱宜灸,常令二足灸疮妙。"

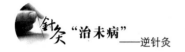

清代温病学家叶天士根据温病的发展规律和温邪易伤津耗液的特点，提出对于肾水素虚的患者应防止病邪乘虚深入下焦，损及肾阴，在治疗上主张在甘寒养胃同时加入咸寒滋肾之品，以"先安未受邪之地"，是既病防变法则的典范。

三、治未病学术思想

随着社会的进步，结合当代社会的医疗实践进步与发展，治未病学术思想愈来愈显示其无与伦比的睿智。

（一）未病状态是医学的最高境界

采取必要的手段来避免最严重的后果发生无疑是医学发展的一种最高境界。医学及医疗技术的进步取决于生产力水平，在生产水平低下的古代，人类抵御和防治疾病的能力是低下的，为了能达到"度百岁而去"的理想，人类唯一的策略是防止疾病发生，能够防止疾病发生而使人体处于"未病"状态者，自然就是"上工"，为了达到这一目的而采取养生与防病（包括防变）的一系列理念与治法，鉴于当时生产力水平与认知能力，道法自然、调和阴阳思想应该说是很先进的理念。《素问·四气调神大论》通篇强调人之养生应顺应自然界阴阳之变化，人要适应自然界之变化而生存，达到健康长寿的状态。

现代社会，特别是工业化社会，信息时代，人类生存的环境已不同于内经时代，照搬《内经》提出的养生方法难以实现，也未必合理，但是，《内经》中提出"不治已病治未病"的观点和认识仍然具有卓越的前瞻性和重大的现实意义。当现代医学发明了抗生素并采取有效的预防免疫技术之后，有力地遏制了传染病的蔓延，从"治未病"的视野观察预防免疫技术无疑是理想的方法，是人类主动战胜疾病的策略。癌症、艾滋病、高血压、糖尿病是危害人类生命与健康的重大疾病，尽管现代医学在治疗这些疾病方面有很强的技术手段并取得了巨大的成就，但仍然是"亡羊补牢"的措施，鉴于目前的医疗水平和治疗手段还难以彻底治愈包括上述疾病在内的很多疾病，而一些患者在经过治疗之后也很难完全恢复到原本的健康状态，所以预防为主、防重于治已成为当前医学界的共识。

"治未病"的终极目标是要用力所能及的努力换取最佳的防病治病效果。因此，"治未病"思想应该成为医疗卫生界共同享有的科学思维，我们预防疾病就是用相对较小的投入和较低的成本获得最佳的效果。例如疫苗接种和食盐加碘、改水降氟等公共卫生措施在传染性疾病和一些地方性疾病的预防控制方面已取得了成功的经验；在心脑血管病防治领域，通过有效的健康干预措施，如调整血脂，健康饮食，有效控制血压就能显著降低心脑血管病的病死率与致残率，从而为社会节约卫生资源。医学界已认识到预防重于治疗的重要意义和价值，这就是"治未病"思想的现实意义。

在古代，"治未病"只有圣人才能做到，实际上这只是古人理想中的美好景象，是鼓励为医者终生奋斗的目标。在当时的生产力水平和医疗水平下无法做到社会意义上的"治未病"状态，只有在当今社会条件下，在政府组织指导下，动员全社会的人力物力，利用先进的医学思想和方法，通过一系列的干预措施，提高全体国民的健康意识，甚至通过必要的法律法规约束才能达到"治未病"的理想状态。比如中华人民共和国成立后，大量的传染病得到有效的遏制，有一些传染病（如天花）已在祖国大地上消灭，就这类疾病而言，我们已经达到了"治未病"的境界。虽然疾病谱在不断变化，新的疾病正在日益危害人类的健康，但是，随着科技水平的日益提高，古人所描绘的"不治已病治未病"的医学境界正在一步步地转变为现实。

（二）扶正避邪是"治未病"的基础

"治未病"的终极目标是保持一种健康长寿的状态，为了达到这一目的，古人提出重视养生。虽然养生的方式方法很多，但关键

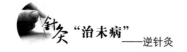
的一点就是保养"正气",达到所谓"正气存内,邪不可干"的状态,这也就是"扶正"。一直以来,人们对"扶正"是很重视的,将"正气存内,邪不可干"作为警句时时强调,目的是说明"正气"对于人体的重要性,这是无可非议的,但这里有一个不可辩驳的事实是《黄帝内经》在论述五疫对人体的影响及防病时,不仅强调"正气存内,邪不可干",同时还强调"避其毒气",如《素问·刺法论》指出:"余闻五疫之至,皆相染易,无问大小,病状相似,不施救疗,如何可得不相移易者?岐伯曰,不相染者,正气存内,邪不可干,避其毒气"。《黄帝内经》所提出的这种"扶正避邪"理念是非常精辟的,不论过去、现在和将来都有指导意义。因此,在讨论用"治未病"思想指导我们治病保健之时,应该以扶正避邪为基本内涵。

养生扶正是"治未病"的根本措施,不论是个体还是群体水平,离开养生保健,就难以做到"治未病"。而养生虽然有诸多学说或方式方法,但归根结底,也就是修内合外,修内者就是通过后天修炼,调理脏腑功能,提高脏腑功能水平。中医历来认为,人体是一个有机整体,有机整体的运动形式是升降出入,如《素问·六微旨大论》所强调的"出入废,则神机化灭,升降息,则气立孤危。故非出入,则无以生长壮老已,非升降,则无以生长化收藏。是以升降出入,无器不有。"中医扶正的主要内容就是保持机体"升降出入"运动形式的完整有序,机体也在此基础上焕发出生命活力,达到《灵枢·天年》描述的:"五藏坚固,血脉和调,肌肉解利,皮肤致密,营卫之行,不失其常,呼吸微徐,气以度行,六腑化谷,津液布扬,各如其常,故能久长。"

养生保健的修内活动可以是多种多样的,最根本的要点是简要的,若要脏腑功能稳固,人需要有一个良好的生活习惯,或生活方式。理想的状态如《素问·上古天真论》指出:"其知道者,法于阴阳,和于术数,食饮有节,起居有常,不妄作劳,故能神与形俱,而能尽终其天年。以酒为浆，以妄为常，醉以入房，以欲竭其精，以耗散其真，不知持满，不时御神，务快其心，逆于生乐，起居无节，故半百而衰也。"由于人们所处的地理环境、生活条件、物质基础、文化背景有所不同，如要千人一面地做出同一要求是不现实的，也不可能在一夜之间实现标准的健康生活方式，但人们可以朝着这个方向不断努力并终将因此而获益。"食饮有节，起居有常，不妄作劳"是人人均可做到的良好生活习惯，古今中外的养生要求如出一辙，在健康意识指导下，坚持科学的生活方式，如良好的作息习惯、良好的饮食习惯、良好的运动习惯、良好的卫生习惯、良好的排泄习惯、良好的烹饪习惯、良好的娱乐习惯等是达到"神与形俱"的必要条件，如是才能养生修内，提高脏腑功能水平。

养生保健不仅要修内，更重要的是人体要与外界环境变化相适应，也就是说人与自然、社会和谐，这就是合于外。自然界有春、夏、秋、冬的季节变化，有风、寒、暑、湿、燥、火的气候变化，生物界有生、长、化、收、藏的规律性变化，中医基础理论中有天人相应的观点，因而，人体保健必须顺应自然变化。《素问·四气调神大论》通篇论述的就是四季气候变化与个体养生的要点，强调"夫四时阴阳者，万物之根本也，所以圣人春夏养阳，秋冬养阴，以从其根，故与万物沉浮于生长之门。逆其根，则伐其本，坏其真矣。故阴阳四时者，万物之终始也，死生之本也。逆之则灾害生，从之则苛疾不起，是谓得道"。这个"道"就是人的保健养生要力求顺应自然界变化规律健体强身，如果能遵从自然界气候变化的规律而养生，就要力求达到所谓"圣人从之，故身无奇病，万物不失，生气不竭"的理想状态。但实际上往往是"圣人行之，愚者佩之"，积极主动顺应自然界变化规律养生保健就成为一种理想化的目标，也是"治未病"的健康理念。

人类不仅要主动地适应自然界变化规律，同时人有社会属性，

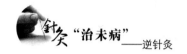
人有七情六欲,有喜怒哀乐,人的七情变化结果能直接干扰人体脏腑气机功能,如"怒伤肝"、"喜伤心"等,而人的七情变化往往与人与社会的适应能力有一定关系,古人强调修身养性,不仅事关国事家事兴旺,同时也是有益于个体健康的理念。《灵枢·师传》指出:"治国与治家,未有逆而能治之也,夫唯顺而已。顺者,非独阴阳脉论气之逆顺也,百姓人民皆顺其志。""志意和则精神专直,魂魄不散,悔怒不起,五藏不受邪矣"。可见"志意和"对人的健康是非常重要的,这个"志意和"是修身养性的最高理想。诚然,在一个信息爆炸的现代社会里生活,充满了竞争的压力,要求人们做到所谓的"恬淡虚无"几无可能,至少也是不切实际的空想,但放弃充满火药味的"与天斗其乐无穷,与地斗其乐无穷,与人斗其乐无穷"理念,人与人之间和谐相处,在精神世界中做到"志意和"还是能够达到的,关键之处是调节个体的心态与情绪。社会生活环境是动态变化的,人处其中无不受其影响,但要力争做到"志闲而少欲,心安而不惧,形劳而不倦,气从以顺,各从其欲,皆得所愿","美其食,任其服,乐其俗"。控制不良情绪,用适当的方法释放不良情绪,保持心态平和,在动态的社会中求得平衡,保持七情六欲的正常宣泄,维持脏腑功能的平衡稳定,从而达到养生保健的目的。

总之,扶正避邪是达到保健养生目标的正确思路,也是"治未病"的基础,扶正避邪的理念如果能得到人人遵而行之,宏观上可以提高社会群体防病与健康的水平,减少重大疾病发生率,节约财力物力,造福社会,微观上可使个体生命质量提高,生活质量提高。

(三)"治未病"是向前看的医疗模式

"治未病"不仅仅关注于疾病预防与健康保健,在诊治疾病的过程中亦有重要的指导意义。历代医家根据"治未病"思想,在诊治疾病过程中重视无病防病,有病防变,病后防复。如《金匮要略·脏腑经络先后病脉证第一》中提出的"见肝之病,知肝传脾,当先实脾"就是典范,在治疗方面应当首先辨明有可能被传的脏腑,采取相应的措施,防止疾病的进一步发展。又如《金匮要略·血痹虚劳病》中对男子平人谆谆告诫,是望其有病早治,勿等虚劳成疾。到清代温病学家主张治疗温病要"先安未受邪之脏",以及现代医家治外感病中提出的"截断扭转"治疗思路,都属于"治未病"思想在治疗学上的发挥。

中医"治未病"思想在治疗学上的发挥是以中医基本理论为基础,如整体观、阴阳五行理论均是"治未病"的基础。五脏之间有着相互联系、相互化生、相互化约的关系,一脏有病可以影响它脏的功能。因此,在临证时必须全面考虑到五脏之间的相互影响。"见肝之病,知肝传脾",就是说明肝病最易传脾,在临床上遇到的肝病,往往先见头昏、胁痛、胸腹胀闷等,以后饮食减少、乏力、苔腻、脉弦或滑等症相继出现。这些症状都与肝脾有关。可见肝病传脾的理论,在临床上是具有指导意义的,这里并不是一种五行学说的机械推论,更重要的是从临床经验的积累中找出规律,总结发挥。

作为一种有前瞻性思维特点的"治未病"思想,在治疗疾病时必须是防病在先,古人于此的思路是很清晰的,如张仲景在《金匮要略·脏腑经络先后病脉证第一》指出:"若人能养慎,不令邪风干忤经络"、"更能无犯王法,禽兽灾伤,房室勿令竭乏,服食节其冷、热、苦、酸、辛、甘,不遗形体有衰,病则无由入其腠理"。论述了养慎的重要性,指出摄生养慎对未病前预防疾病有积极意义,并介绍了具体的预防措施。提示人若能内养正气,外慎风寒,与自然界四时气候相适应,就是可以抵御外邪侵袭,避免疾病的发生,这是预防疾病关键之所在。仲景遵"若人能养慎,不令邪风干忤经络"的防病原则,提出了养慎的具体措施:一是节制房室"勿令竭乏",以免损伤元真之气,因肾为先天之本,主藏精,肾精决定着人之生长、发育、生殖、强壮、衰老。二是服食适宜,穿着要随气候变化而相应增减即所

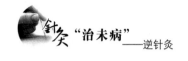
谓"适寒温"。饮食要有节制,节其冷热,避免大寒大热,过饥过饱,这些都易克伐胃气。另外饮食还要求全面,不偏食,五味调和,保证营养齐全。三是防备金刃、虫兽等其他方面的伤害。这些摄生方法都使人体对外防御功能增强,使腠理这一气血流行和内脏正气通会之处成为防御外邪的坚强门户,御邪于外,则病无从可生。

防微杜渐,有病早治是中医治疗学上的特色之处,如《金匮要略·脏腑经络先后病脉证第一》云:"适中经络,未流传脏腑,即医治之。四肢才觉重滞,即导引、吐纳、针灸、膏摩,勿令九窍闭塞。"医圣示以人们若一时不慎而感受外邪,必须及时早期治疗,防微杜渐,以防病邪深入于内,灭病邪于萌芽之中。如在经络开始受邪,趁尚未深入脏腑之时,即及早治疗,四肢刚刚感觉重着不适,即用导引、吐纳、针灸、膏摩等方法,使机体气血畅行,提高抗病能力,杜绝疾病的进一步发展。任何疾病,无论外感内伤,均是一种动态的发展过程,医者要有见微知著的能力,能够在疾病的轻浅阶段,截断病情的发展,就有高明的见识。从目前心脑血管病防治中高血压病与脑中风、冠心病、肾功能损害的关系中就很明确地显示防微杜渐,有病早治的意义。高血压是很普通的疾病,部分高血压患者除血压升高之外没有任何不适之处,而高血压对靶器官的损害则是一种逐渐发生的过程,而自然病程的终结点则是靶器官功能衰竭,因此防治的要点必须是关注疾病的上游防控,实践证明,有效地防治高血压病就能显著地减少脑中风与冠心病,因此,防微杜渐,有病早治,不论在何种医学条件之下都是有指导意义的。

人体是一个有机的整体,疾病是动态的过程,外感疾病可有由浅入深的变化,内伤疾病更能由脏及脏或由脏及腑的互相影响,在某些情况下可能是一种恶性循环,有鉴于此,从治未病的思想理念指导治疗,则必须做到既病防变,这种思维体现在《金匮要略·脏腑经络先后病脉证第一》中则是"见肝之病,知肝传脾,当先实脾",其精神实质在于治病时必须照顾整体,治其未病之脏,以防疾病的传变。一般来说,疾病发生之后,是否会传变,需要一定的条件,这些条件包括正气之强弱、病邪之轻重、治疗措施是否得当、脏腑之间的相互关系等。根据治未病的理念,当疾病发生之时,医生要通过对病情的细心观察、详细收集资料,综合分析,掌握具体病势,预测疾病发展的趋势,采用果断有效的方法,截断病势的去路,防止疾病的传变。《金匮要略·脏腑经络先后病脉证第一》举例说明:"夫肝之病,外用酸,助用焦苦,益用甘味之药调之。"这就是"实脾"之意。临床上见头晕眼花、失眠多梦、舌光红、脉细数的肝虚病证时,除直接用芍药、五味子、山茱萸、酸枣仁等药补肝外,常兼用当归、地黄等药养血以补肝,同时为防止肝病传脾,而选甘草、淮小麦、怀山药、大枣等以健脾调中,先安未受邪之中焦脾胃,肝脾同治。

　　医者在应用"治未病"思想指导中医临床时,需要辨识疾病的传变规律,除了熟悉脏腑之间相生相克对疾病传变的影响之外,不论是外感疾病还是内伤杂病,均应从整体观念出发,评价时令季节、地域环境、生活状态与疾病的关系,做到或努力做到有病防变,灵活地遣方用药,或采取其他治疗措施。

　　总之,"治未病"思想是中国医学的首创,是中医学的灵魂,治未病理念在医学的不同层次都有指导意义,可以在养生保健、疾病预防、医疗思想、医疗方法诸方面给予我们深刻的启示,扩大我们的视野,不断开拓新的研究领域,造福于人类社会。

第二章 "治未病"的现代认识

一、什么是"未病"

人的机体每时每刻都在进行新陈代谢,因而体内也就每时每刻都在产生各种代谢物"毒"。"毒"是人体因新陈代谢而产生各种代谢物代谢不出去,就导致感冒、口腔溃疡、各种炎症、各种皮肤疾病、瘙痒、疼痛等不适症状,这些就是"未病";人体器官虽没有衰老,但身体虚,不能把各种代谢物代谢出去,也可导致疾病的复发,这些也是"未病"。即人的机体(器官)没有衰老,身体虚与不虚时的疾病,就是"未病"。

二、现代医学对正常人体与疾病的认识

眼睛的生理为了维持内环境稳定,而排出代谢产生的代谢物是眼屎;如果一时疲劳,用眼过度代谢物代谢不出去,眼睛就患炎症;休息后,人有精神了,维持机体的生理功能就不虚了,就能自我清洁出机体产生的代谢物,眼睛患的炎症疾病就好了。学生做眼保健操,是主观让眼睛恢复正常。但是,正确的是调节眼睛的功能,维持眼睛的内环境稳定。具体的是让眼睛流眼泪,就能自我清洁出机体产生的代谢物,眼睛的功能也就正常了,眼睛的内环境也就维持稳定了,就不能患近视和炎症了。

耳朵的生理为了维持内环境稳定,而排出身体代谢产生的代谢物是耳屎;如果代谢不出去,就出现耳朵的各种炎症。

皮肤的生理为了维持内环境稳定,而排出身体代谢产生的代谢

物是'油泥',夏天出汗多各种皮肤病往往减轻或好了,秋天出汗少代谢物代谢不出去,各种皮肤病就犯了,这就是皮肤的各种炎症。

肺的生理了为维持内环境稳定,而排出身体代谢产生的代谢物是痰。如果一时疲劳过度,身体虚代谢物代谢不出去,就可能患呼吸系统的各种炎症。

这些是机体的各种生理为了维持内环境稳定,排出机体新陈代谢的代谢物。这是机体生理功能正常,能自我清洁维持内环境稳定的表现。机体能自我清洁而保持健康,机体因各种生理功能虚而患病。

三、现代"治未病"的方法

类风湿和牛皮癣基本都是世界不治之症,可为什么温泉疗养既能治疗类风湿,又能治牛皮癣? 类风湿是因关节的功能虚、身体新陈代谢的代谢物侵蚀的结果。牛皮癣也是因皮肤的功能虚、身体新陈代谢的代谢物侵蚀的结果。所以温泉疗养用出汗的方法既能治疗类风湿,又能治牛皮癣这些不治之症。

西医治疗感冒就是多进水,让代谢物由身体自然代谢出去。传统中医治疗感冒,是用中药发表解毒,可现在却少见有人吃中药发表出汗。使身体出微汗,让代谢物由皮肤正常代谢出去,可用各种方法,让身体每天几次,每次半小时出微汗,几天就可以治好所谓感冒和慢性复发病。因为皮肤是最大的生理代谢器官,所以最好的最快恢复身体排除代谢物的能力,就是"治未病"之法。代谢物代谢不出去所产生的慢性炎症就是"未病",人是一个整体,机体产生的各种炎症、皮肤疾病、瘙痒、疼痛、感冒、妇女更年期综合征等任何经常复发的疾病,都是机体的生理功能虚,机体生理代谢产生的代谢物不能由皮肤、七窍、二便、阴道等正常代谢出去,内环境不能维持稳定,逐渐由量变到质变的表现。

既然知道人的机体(器官)没有衰老,身体虚与不虚时的疾病,

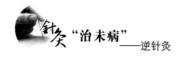
是未病,那使人机体不虚,模仿机体功能的自我清洁,让代谢物由身体自然代谢出去,就能维持内环境的稳定了,就是不用药使人体内基本没有代谢物。这是最好的排毒疗法,人就能健康、长寿。这就是良医常治无病之病,是上工"治未病"之法。要让现在的人像西医的始祖说的每个人都成为自己的医生。布尔迪厄有言:"知识的积累并不产生优越感,它只意味着更大的责任"。"治未病"就可以解决中国人和世界的医疗难题。

针灸是中医学的瑰宝,是中医走向世界的急先锋。而现在国外应用针灸基本上就是所谓的逆针灸,针灸在国内已经应用于内外妇儿等各个临床科室,因其有通过激发人体自身的免疫能力而不用药物解除人体不适症状的优势,并且药物具有纠偏性,而针灸是中性的,所以"治未病"方法笔者认为针灸是首选,应将针灸"治未病"的方法推广应用于临床各个科室,造福于广大群众。

第三章　中医预防保健在亚健康防治中的应用

　　亚健康状态者表现为一定时间内的身体活力降低,功能和适应能力减退,但不具备现代医学有关疾病的临床或亚临床诊断标准。根据其临床表现可以分为躯体亚健康、心理亚健康和社会交往亚健康。临床上,上述三种亚健康表现常常相兼出现。中医学中的"未病"不等同于现代医学的"亚健康",但二者在内容上存在着层次上的涵盖。"亚健康"状态与"未病"中的"潜病未病态"和"欲病未病态"的内涵接近,但"未病"的内涵更加丰富,外延更广泛。应该说,"亚健康"是"未病"状态的重要组成部分。由此看来,中医"治未病"理论可以在亚健康的防治中得到很好的应用。

一、理论指导作用

　　中医"治未病"的基本概念包括天人相应、形神合一、辨证施养、平衡阴阳、正气为本五个方面。

(一)天人相应

　　《灵枢·邪客》论述:"此人与天地相应者也"。人生天地之间,宇宙之中,一切生命活动与大自然息息相关,这就是"天人相应"的思想。《素问·宝命全形论》曰:"人以天地之气生,四时之法成。"《素问·六节脏象论》云:"天食人以五气,地食人以五味。"这些都说明人体要靠天地之气提供的物质条件而获得生存,同时人体五脏的生理活动,必须适应四时阴阳的变化,才能与外界环境保持协调

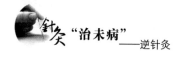
平衡。

1. 人与自然相统一　人与自然具有相通、相应的关系,不论四时气候、昼夜晨昏,还是日月运行、地理环境,各种变化都会对人体产生影响。

（1）四时气候轮换与人体的关系　自然界的四时气候变化对人体的影响是多方面的。

①四时与情志　《黄帝内经直解》指出:"四气调神者,随着春夏秋冬四时之气,调肝心脾肺肾五脏之神志也。"这就说明人们调摄精神,要遵照自然界生长收藏的变化规律,才能达到阴阳的相对平衡。

②四时与气血　春夏阳气发泄,气血易趋于表,秋冬收藏,气血易趋于里。人体的生理功能随季节气候的变化而相应的适应性调节。如《灵枢·五癃津液别》说:"天暑衣厚则腠理开,故汗出……天寒则腠理闭,气湿不行,水下留于膀胱,则为溺与气。"《素问·八正神明论》云:"天温日明,则人血津液而卫气浮,故血易泻,气易行,天寒日阴,则人血凝泣而卫气沉。"

③四时与脏腑经络　经气的运行是随着季节的变化而变化的,《素问·四时刺逆从论》指出:"春气在经脉,夏气在孙络,长夏在肌肉,秋气在皮肤,冬气在骨髓中",所以人要按照四时变化,五行生克制化之规律,保健养生。

④四时与发病　人体适应自然环境的能力是有限的,如果气候变化过于急剧,人体不能适应自然界的变化,就会导致机体调节功能失常,导致疾病的发生;每一季节气候都有不同的特点,因此还有些季节性多发病,如《素问·金匮真言论》云:"故春善病鼽衄,仲夏善病胸胁,长夏善病洞泄寒中,秋善病风疟,冬善病痹厥。"

（2）昼夜晨昏交替对人体的变化　人体阳气白天趋于体表,夜间潜于内里,如《素问·生气通天论》云:"故阳气者,一日而主外,平旦人气生,日中而阳气隆,日西而阳气已虚,气门乃闭。"遵循昼夜晨昏规律正常的安排日常生活,能提高人体适应自然环境的能力,更好的指导养生。

昼夜晨昏交替也影响着人体的病理变化,如《灵枢·顺气一日分四时》说:"夫百病者,多以旦慧、昼安、夕加、夜甚……朝则人气始生,病气衰,故旦慧;日中人气长,长则胜邪,故安;夕则人气始衰,邪气始生,故加;夜半人气入脏,邪气独居于身,故甚也。"现代科学研究也证明,正常小白鼠血清溶菌酶含量和白细胞的总数呈现白天逐渐升高、夜晚逐渐降低的节律性变化。

(3)日月星辰与人体的关系 人体的生物节律受日月星辰的影响,如人体受月亮盈亏的影响,如《素问·八正神明论》说:"月始生,则血气始精,卫气始行;月郭满,则血气实,肌肉坚;月郭空,则肌肉减,经络虚,卫气去,形独居。"人体的大部分是由液体组成,月球吸引力就会对人体起到类似海洋潮汐的作用,即所谓的生物潮,例如妇女的月经周期变化、体温、激素等都以一月为周期。美国精神病学专家利伯曾提出:人体的每个细胞就像微型太阳系,都具有电磁场,月亮产生的电磁力会影响到人体的体液,兴奋神经和荷尔蒙的电解质平衡,从而影响到人的情绪和生理的变化。

(4)地理环境与人体的关系 地理环境对人体的生理功能是有重大影响的,其地势高低、气候、水土、人文地理、风俗习惯等无不影响着人体的生理活动。如江南多湿热、人体腠理多稀疏;北方多燥寒,人体腠理多致密。而且有些地理环境的差异也会导致某些地方性疾病的发生。《素问·异法方宜论》中记载:"东方之域……其民皆黑色疏理。其病皆为痈疡,其治宜砭石。……西方者,……其民华食而脂肥,故邪不能伤其形体,其病生于内,其治宜毒药。……北方者,……其民乐野处而乳食,脏寒生满病,其治宜灸焫。……南方者,……其民嗜酸而食胕,故其民皆致理而赤色,其病挛痹,其治

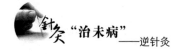

宜微针。"

2. 人与社会相统一　人处在社会之中，但社会环境不同，就导致个人的身心功能和体质的差异，如个人的生活条件、思想意识和精神状态，尤其是政治经济地位的不同对人体的差异有重大影响。如李中梓《医宗必读·富贵贫贱治病有别论》："大抵富贵之人多劳心，贫贱之人多劳力；富贵者膏粱自奉，贫贱者藜藿苟充；富贵者曲房广厦，贫贱者陋巷茅茨；劳心则中虚而筋柔骨脆，劳力则中实而骨劲筋强；膏粱自奉者脏腑恒娇，藜藿苟充者脏腑坚固；曲房广厦者玄府疏而六淫易客，茅茨陋巷者腠理密而外邪难干。"

社会的各种因素如社会政治、生产力、生产关系、经济条件、劳动条件以及文化教育、家庭环境的因素都可以通过情绪的中介和机体功能的失调引起疾病。社会环境的变异、人的社会地位、经济条件改变对人体会产生较大的影响。《素问·疏过五论》论述："必问尝贵后贱，虽不中邪，病从内生，名曰脱营。尝富后贫，名曰失精，五气留连，病有所并。"这说明剧烈的社会环境的变化会影响人体脏腑经络生理功能，损害人的身心健康。不利的社会环境，会破坏人体生理和心理稳定，会引发某些身心疾病，会使原有的疾病加剧。

（二）形神合一

形体和精神是生命的两大要素，二者相互依存、相互制约，对立统一。形体是指人体的脏腑、经络、五体和官窍以及运行或藏于其中的精、气、血、津、液。中医学上的神有两层意思，一层是指人体日常的意识、思维、性格等精神活动，另一层是指人体所有生命活动的总体现和主宰。

1. 神为形之主　神是人体生命活动的总主宰，具有调节精气血津液代谢、脏腑生理功能、人体生命活动的作用。

（1）调节精气血津液代谢　张景岳在《类经·摄生类》中说："虽神由精气而生，然所以统驭精气而为运用之主者，则又在吾心之神。"这是说神是由精气血津液化生,但神又能统率、领驭这些物质在人体中的运行代谢。

(2)调节脏腑生理功能　神是脏腑精气的主宰,具有调节其生理功能的作用,脏腑的精神情志活动以五脏的精气为物质基础,所产生的精神情志活动对脏腑正常的生理功能运行又起到调控作用,使脏腑之气升降出入有序,即所谓的"五脏藏五神"、"五脏主五志"。

(3)调节人体生命活动　《素问·移精变气论》曰:"得神者昌,失神者亡"。这说明神是人体生命力的总体现,在生命活动中占主宰地位。神不仅在体内维持各部分的协调,也能保持机体与外环境的平衡,如《灵枢·本脏》所说:"志意者,所以御精神,收魂魄,适寒温,和喜怒也。志意和则精神专直,魂魄不散,悔怒不起,五脏不受邪矣。寒温和则六腑化谷,风痹不作,经脉通利,肢节得安矣。"

2.形为神之基　《荀子·天论》中说:"天职既立,天功既成,形具而神生。"意思是说只有具备了人体的形体结构,才能产生精神活动,神藏于形体之中,脱离形体神是无法存在的。《素问·六节藏象论》:"气和而生,津液相成,神乃自生。"这说明精气血津液是神产生的物质基础。《灵枢·本神》说:"肝藏血,血舍魂。……脾藏营,营舍意。……心藏脉,脉舍神。……肺藏气。气舍魂。……肾藏精,精舍志。"五脏充盛,五神得养,五神安藏守舍,则其人神志清晰、思维敏捷、反应灵活、意志坚定。

3.形神共养　形神共养,就是要求不仅注意形体的保养,也要重视精神的调养,使人形健体壮、精力充沛,从而达到"形与神俱,而尽终其天年"。所以我们养生既要"保形全神",又要"守神全形"。

(1)保形全神　张景岳说:"善养生者,何不先养此形以为神之宅;善治病者,何不先治形以为兴复之基乎?"这就是说神是依附形体而存在,形胜则神旺,形衰则神败,形亡则神表。"保形"重在保

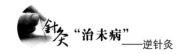

养精血,陶弘景《养性延命录》说:"神者精也,保精则神明,神明则长生。"只有精气足,才能使神健全不衰。养生要注重"保形",形体出现偏颇,可以通过药物调养,以保养形体。《素问·阴阳应象大论》指出:"形不足者,温之以气,精不足者,补之以味"。阳气受损,要温补阳气,阴气不足,要滋养精血。此外,保养身体还必须遵循自然界的规律,做到起居有常、饮食有节、避其外邪等,才能增强体质,保证健康。

(2)守神全形 人们通常所谓的健康,不仅是指没有疾病和虚弱的现象,而且包括良好的精神状态和社会适应能力。当代社会中人类普遍存在的多发病和流行病,有很多是由精神因素引起的身心疾患。"神明则形安",在形神关系中,"神"处在主导地位。历代养生家都十分重视调养神志,归纳起来可分为以下四法。

①节制法 清静养神,保持淡泊、宁静的状态,防止七情太过,达到心理平衡,减少名利和物质的欲望,节欲以保精全神。

②疏泄法 把积聚于心中的不良情绪,通过适当的方式尽快疏导、发泄出去,以达到尽快恢复心理平衡的目的,防止因情绪波动导致疾病发生。

③移情怡神法 就是通过改变其周围环境,使其脱离不良环境的接触达到转移人的注意力,比如培养自己的兴趣爱好如绘画、书法、音乐、下棋等,使精神得以寄托,从而起到移情养性、调神健身的作用。

④以情制情法 朱丹溪提出:"怒伤,以忧胜之,以恐解之;喜伤,以恐胜之,以怒解之……"他是在阴阳五行生克制化的原理基础上提出的,用相互制约、克制原理来干扰原来对机体有害的情志,借以达到协调情志的目的。

(三)辨证施养

辨证,是在认识疾病的过程中确立证候的思维和实践过程,即将四诊(望、闻、问、切)所收集的资料,运用中医学理论进行分析、综合,从而概括、判断为某种性质的证的过程。证,即证候,是机体在疾病过程中的某一阶段的病理概括,一般由一组相对固定的、有内在联系的异常脉证组成。中医养生学,从辨证的角度分析,通过辨证确认个体的虚羸状态和体质差异,并充分考虑个体所处在的自然环境和社会环境的不同,然后由证入手进行个体化的养生和保健治疗,必须考虑到不同的年龄、体质、季节及原有的病患等情况,采取适当的方法。

辨证施养要考虑到时令、地域、人体的体质、性别、年龄等的不同,以及以前是否有疾患等,全面考虑、综合分析,制定出具体有效的保健措施。中医养生学认为,人与自然是个统一的整体,所以要按照"四时六气"和地理环境的关系。因时制宜,"春夏养阳,秋冬养阴",按照时令节气的阴阳变化,保持自身阴阳的平衡,来防病养生;因地制宜,按照地势的高低、当地的气候及生活习惯的差异,采取相应的养生保健措施;因人制宜,根据不同年龄、性别、体质的不同来采取不同的养生方法,尤其是体质的偏颇,对采取的保健方式有重大影响,体质决定人体对疾病的易感性。

(四)平衡阴阳

《黄帝内经》说:"阴阳者,天地之道也,万物之纲纪,变化之父母,生杀之本始,神明之府也。治病必求于本。"阴阳理论是中医理论的根本立足点,更是中医"治未病"的根本立足点。《黄帝内经》中讲:"上古之人,其知道者,法于阴阳,和于术数,食饮有节,起居有常,不妄作劳,故形与神俱,而尽终其天年,度百岁乃去。"这就是说人的生活起居规律要符合"四时五脏阴阳",顺应春生、夏长、秋收、冬藏的自然规律,保持正常的生理活动,才能避免疾病侵袭,保持身体健康。《黄帝内经》提出的"春夏养阳,秋冬养阴"观点,现在在临床上演化出"冬病夏治"的方法,具体意思是说对于脾肾阳虚所致

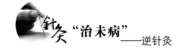

的慢性支气管哮喘等疾病的患者,这类患者夏天得到缓解、冬天加剧,所以在春夏季节,适当采用温补脾肾的方法,使患者冬天得到缓解。"秋冬养阴"是指冬天是养肾精的最好时机,中医学认为冬季是闭藏的季节,肾主封藏,所以在冬天进补能使"肾精"更为充盈,从而使来年身体更健壮。

(五)正气为本

1.正气是决定发病的内在因素 《难经·八难》说:"气者,人之根本也"。人体正气有抵御外邪、防病健身和促进身体功能康复的作用,《素问遗篇·刺法论》说:"正气存内,邪不可干。"《灵枢·百病始生》篇更是说:"风雨寒热,不得虚邪,不能独伤人。猝然逢疾风暴雨而不病者,盖无虚,故邪不能独伤人。此必因虚邪之风,与其身形,两虚相得乃客其形。"这段原文主要是强调了"正气"的重要性,正气充沛,虽有外邪侵犯,机体也能防御,使机体免于生病。历代医家都十分重视正气的护养,《寿亲养老新书》就对正气的养护做了概括:"一者少言语,养正气;二者戒色欲,养精气;三者薄滋味,养血气;四者咽津液,养脏气;五者莫嗔怒,养肝气;六者美饮食,养胃气;七者少思虑,养心气……"诸气得养,精气充沛,脏腑功能正常,则正气充盛,健康长寿。

2.重在脾肾 养正气主要有固护先天、调养脾胃两方面,正如《医宗必读·脾为后天之本论》中所说:"故善为医者,必责其本,而本有先天后天之辨。先天之本在肾,肾应在北方之水,水为天一之源。后天之本在脾,脾应中央之土,土为万物之母。"

(1)固护先天 肾脏被称为"先天之本",有藏先天之精,主生殖的功能,为人体生命之本原。《图书编·肾脏说》中云:"人之有肾,如树木有根。"这说明肾对人体的重要作用,历代医家都重视肾之精气的盛衰与人体衰老的关系,《素问·上古天真论》就详细记载了肾精、肾气与人体生、长、壮、老、已过程:"女子七岁,肾气盛,齿更发长。二七天癸至,任脉通,太冲脉盛……七八,肝气衰,筋不能动,天癸竭,精少,肾脏衰,形体皆极。八八,则齿发去。"这说明重视先天的护养,对于防病、延寿、抗衰老都有积极意义。肾的精气充沛,对增强人体的适应调节能力有重要作用。

(2)调养脾胃　人出生以后,生命活动的继续和精气血津液的化生和充实,均赖于脾胃运化的水谷精微,故称脾胃为"后天之本"。《图书编·脏气脏德》说:"养脾者,养气也,养气者,养生之要也。"张景岳更是认为脾胃的强弱决定人之寿夭,正如《景岳全书》中所说:"土气为万物之源,胃气为养生之主。胃强则强,胃弱则弱,有胃则生,无胃则死,是以养生家必当以脾胃为先。"

人体活动所需一切生命物质都化生于脾胃,脾胃健旺,则生化有源,脏腑得充;脾胃功能协调,则中焦枢机升降有常,促进人体新陈代谢,保证生命活动协调平衡,故《脾胃论》说:"真气又名元气,乃先身生之精气,非胃气不能滋。"这说明调养脾胃、扶正益气是预防保健的重要法则。

二、实践指导作用

根据中医理论,亚健康状态的发生是由于先天不足、劳逸失度、起居失常、饮食不当、情志不遂、居处不慎、年老体衰等因素,引起机体阴阳失衡、气血失调、脏腑功能失和所致。"治未病"是借助现代诊疗手段,在临床出现明显症状(未病发展为病态)之前,做出针对性的防范。

(一)亚健康状态的辨证施治

辨证论治是中医理论的核心,由于亚健康状态症状表现复杂多变,涉及脏腑、阴阳、气血津液、寒热虚实等的变化,故症候多样,给临床干预带来一定困难。亚健康状态涉及人体五脏,病性多虚(气虚、血虚、阴虚和阳虚)、郁(气郁或郁火)、痰(痰湿或痰火)、湿阻等,如肝气郁结、肝郁脾虚、心脾两虚、肝肾阴虚、肺脾气虚、脾虚湿

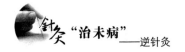
阻、肝郁化火、痰热内扰等。确定证候进行辨证施治,在方药选择上比较灵活,一般原则是选用性味平和的药物,忌用毒性药物,药物用量宜轻,疗程可长可短。同时要考虑病人的依从性。

(二)对疾病危险因素的辨证施治

对疾病危险因素的控制可以看作亚健康干预的重要组成部分,随着研究的深入,人们对疾病危险因素的认识越来越深入。在亚健康状态下,理化指标可能完全正常,或略不正常,未达到疾病的诊断标准,但有吸烟、饮酒、久坐不运动、生活不规律等多种已知的危险因素存在,其发生疾病的风险远远高于健康人群。对此,宜根据危险因素采用不同的施治方法。例如,超重是多种慢性非传染性疾病的危险因素,体重过轻的人机体抵抗力下降,脏腑功能低下易患感染性疾病,吸烟是呼吸系统、心血管系统疾病发生的危险因素等等。对此进行的干预主要是调整不良生活方式。中医在干预危险因素中可以起到双刃剑的作用,使阴阳平衡,气血调和,脏腑功能正常,对控制危险因素,恢复健康功能具有良好的效果。

(三)"治未病"思想指导下的亚健康状态综合辨证调摄

干预亚健康状态包括两层含义:从健康到亚健康的预防和从亚健康到疾病的预防,主要干预手段有"未病先防","既病防变","瘥后防复",目的是干预亚健康状态,恢复健康状态。"未病先防"包括祛除影响健康的因素和主动养生、锻炼。影响健康的因素包括外因和内因。外因包括环境、工作压力、人际关系、家庭或社会负担等,内因包括自身抗病能力、健康意识(主动和不主动)、不良生活方式、感情挫折等。通过各种养生保健手段是可以起到"未病先防"作用。"既病防变"是指亚健康状态发展到接近疾病或已达到疾病的阶段。这一阶段好比植物将要萌芽,疾病萌芽就像毒苗即将破土一样,要破坏它生长的土壤、抑制它的萌生。如慢性非传染性疾病目前严重威胁人类健康,处于亚健康状态的人有相当一部分是发生该病的高危人群,破坏其发生的土壤,方法就是综合干预,将异常状态调整到正常状态。这符合当前重大疾病防治重心前移的战略要求。再如各种神经精神的轻度失调,主要表现为焦虑、抑郁、失眠、烦躁、梦魇或咽中如有异物等。按亚健康状态采用中医辨治,从郁、痰或痰火论治多能取得较好的效果。"瘥后防复"是指在疾病康复期出现亚健康的表现,如临床上有些病人在感冒愈后一段时间内仍有轻度头痛、乏力、食欲不振、全身不适,对此可运用中医四诊八纲察色按脉,区分阴阳,给出证候的定位、定性诊断,用中医药加以干预。

亚健康状态的干预若有较明显实验指标异常可以适当加用西药,但大多非西药适应证,以中医的方法综合辨证调摄是最佳选择。一般多首选中医针灸疗法,再选中药外用或内服。

三、中医预防保健对当代人类健康的意义

作为健康杀手的很多慢性病,都可以通过"治未病"的方法来预防;而对于传染病,通过打断传染必需的三个环节中任何一个环节,就可以有效地控制其流行,指导人们远离疾病。现代文明带来的环境污染、生活快节奏、不良生活习惯,使现代病种发生了变化。心脑血管病、恶性肿瘤、呼吸系统病、营养过剩的代谢紊乱等已成为人类健康的最大杀手,这类疾病目前尚无特效药。《中医现代化的指导思想与目标》一书提出了"辨证施保",研究形成有效提高生存质量的养生保健体系,明显降低疾病的发病率来延年益寿,这是21世纪中医现代化科技发展战略目标之一。中医"治未病",以增强体质为核心的健身、防病思想,以适应自然变化,增强机体抗病能力来治未病的基本原则,可以从功能的、整体的变化来把握生命,未病先防,有病早治,已病防变,病后调护。总之,"治未病"是人类保健养生,防治疾病的最高境界。"治未病"对于全民健康素质的提高,可以发挥重要作用。

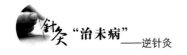

中医的防治原则始终贯穿着"治未病"的思想，要求医者在准（辨证准）、精（用药精）、廉（价格低廉）、便（使用方便）上做文章。所以，将中医"治未病"的特色和优势加以发扬，在人们未病之前采取应对措施而不是病后用药，将会给民众带来更多的健康利益，也将节省更多的医疗费用。最近国务院投入巨资发展健康服务产业即是利用"治未病"的思想方法来预防疾病的发生，降低医疗费用，意义重大。

中医在长期的医疗实践中，充分认识到于未病之先做好预防工作的重要性。例如，强调平素加强体育锻炼，调摄精神情志就可提高机体抗病能力，或在疾病流行期间，一方面"避其毒气"，一方面服药治疗，这样便可以有效地防止疾病的发生。对于已经发生了的疾病，一是要防止其发展与传变（即防止恶化），如"见肝之病，知肝传脾，当先实脾"，就是说已经发现一处病变，由于我们事先知道此病变的发展趋势，可能会侵袭另一组织、器官，于是，加强该组织、器官的防御功能，切断恶化的途径，疾病就不会恶化。二是对于反复发作的疾病，如慢性咳喘、冻疮等病易在秋冬季节发作，于是可在夏季就开始采取预防性治疗。在中医院进行过"贴敷"治疗的人都知道这种疗法的好处。而一些爱好推拿、气功导引和经常打太极拳的人，就更是能够从中受益。像通过食疗预防疾病的调理方法、丰富多彩的"自然疗法"，也是中医"治未病"思想为我们防病治病提供的多种有效途径和手段。王琦提出的"辨体—辨病—辨证相结合的诊疗模式"，也为进一步丰富中医"治未病"的内涵提供了借鉴。

"治未病"预防保健作为祖先留给我们的宝贵遗产，作为中医药学奉献给人类的先进和超前的思维，其实质就是"人人享有健康"。中医学在医学模式、理论特点和诊疗方法上，对疾病的防治都具有明显的优势。老百姓在这一点上都有所体会，比如人们常说"中医治本"、"中医治病去根"、"中医讲究调理"就是对中医诊治优势的认同。而现实的情况是,现代社会亚健康的出现,引起了中西医学共同的重视。在解决这个问题的途径上,"治未病"的思想理念将成为中西医学进行对话的平台。因为在"预防学"层面上,中医"治未病"不仅有更深刻的内容,而且有系统的解决方法,这样,将有利于中西医学互相借鉴,取长补短。对于老百姓来说,当然是好事。用两种医学的优势来为你的健康护航,生活当然更美好!

第四章 针灸"治未病"研究概述

对"逆针灸"的论述首见于明代高武的《针灸聚英》:"无病而先针灸曰逆。逆,未至而迎之也。"属于"治未病"范畴,是指在没有发生疾病之前,应用针灸方法,调理、疏通经络,激发机体免疫、神经等系统,从而防止疾病的发生、发展方法。下面,笔者对"逆针灸"疗法的预防保健知识进行综述总结。

一、逆针灸的古代文献记载

古人应用"逆针灸"防病保健有大量文献记载。《素问·刺疟论》云:"凡治疟,先发如食顷,乃可以治,过之则失时也……先发时如食顷而刺之,一刺则衰,二刺则知,三刺则已。"概括了针灸治疗疟疾时机。《外台秘要》记载:"凡人年三十以上,若不灸三里,令人气上眼暗,所以三里下气也。"说明人三十岁以后需要提前灸足三里穴,可以气血充足。三十岁以后人气血开始衰弱,容易气上眼暗,提前灸三里可补充气血。唐代孙思邈在《千金要方》中记载:"凡入吴蜀地游,体上常须三两处灸之,勿令疮暂瘥,则瘴疠、温疟、毒气不能着人也。"说明了在进入吴蜀湿热之地,提前针灸,可增强机体正气,"正气存内,邪不可干",可抵抗瘴疠、温疟、毒气的侵袭,防止疾病的发生。《医说》中也有:"若要安,丹田、三里常不干"。也是强调了若要想身体健康,应该经常针灸丹田、三里穴。

宋代窦材《扁鹊心书》中有:"人至三十,可三年一灸脐下三百壮;五十,可二年一灸脐下三百壮;六十,可一年一灸脐下三百壮,令人长生不老。余五十时,常灸关元五百壮……渐至身体轻健,羡进饮食。"有研究者认为脐下是关元穴,在此笔者认为是指神阙穴,我们研究灸神阙抗衰老疗效显著,正是验证了灸脐下可不断地温壮元气,保持生命之火常燃,维持健康。《针灸要诀与按摩十法》曰:"无病针灸腿上能远行不疲……无病针灸腹上能增食量……"说明了无病针灸可以增强体力及食量。《马丹阳十二穴歌》中说:"……年过三旬后,针灸眼便宽,取穴当审的,八分三壮安",也强调了三十岁以后针灸可使身体安康。

针灸"治未病"还常用于小儿。《灵枢·经脉》述"灸则强食生肉",说明灸法具有增进食欲的作用。《诸病源候论》中载有:"河洛间土地多寒,儿喜病痉,其俗生儿三日,喜逆灸以防之;又灸颊以防噤",即是应用"逆针灸"提高小儿机体的抗病能力,多灸可预防痉症及口噤等疾病。《养生一言草》记载:"小儿每月灸身柱、天枢,可保无病。"说明了灸法可起到对小儿的预防保健作用。

二、"逆针灸"的现代报道

笔者查阅近十多年来的文献,针灸预防的病种已涉及内、外、妇、儿等各个领域。包括防止或减轻胃肠病、中风、冠心病、癌症、男性病、妇科病等病症的发生,并对产后出血、术后胃肠反应、外科感染、人流综合反应等急症也有很好的预防作用。另外针灸还被用于预防癌症化疗时所出现的恶心、呕吐等胃肠反应。戒断综合征,近几年用针灸进行防治,有明显效果。针灸也是竞技综合征重要的预防措施之一。

就灸法而言,不仅用来预防某些老年病,而且被用来抗衰老。笔者科研团队隔药灸神阙穴对老年人肾虚引起的各种衰老症状、体征及 T 细胞亚群、血清 SOD、MDA 含量等有明显的改善和调节作用。另外,日本人十分重视保健灸,并且提倡在三伏天灸足三里穴保健。在临床上提倡:十七八岁灸风门,至二十四五岁灸三阴交,三十至四十岁左右灸足三里,到了老年加灸曲池等。

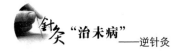

另外陈氏在采用大鼠进行脑缺血造模之前,电针百会穴,结果经电针预处理后可明显减少大脑的梗死面积,显著改善大鼠的神经功能损害程度。进一步的研究表明,电针诱导大鼠脑缺血耐受的作用具有穴位的特异性。高氏将针刺内关与缺血预处理对心肌缺血再灌注损伤的影响进行比较,发现针刺内关与缺血预处理组可减小缺血损伤的心肌心电图及相关酶的改变,预示针刺内关可激活心肌内源性保护作用。还有,三伏天天灸防治消化系统疾病、保健灸预防中风、中老年脐灸抗衰老等,均是利用"逆针灸"可防病保健的优势。

近几年,"逆针灸"已经应用于美容、减肥、生殖等领域,范围越来越广。

"逆针灸"是依据正气学说而设立的具体针灸方法。在防治疾病过程中,在适宜的时机对机体进行针灸,调动机体自身免疫功能,对多靶点及横向与纵向的多环节产生调节,激发机体自身内在的整体调节能力,并最终使机体保持阴阳平衡,达到预防保健的目的。这与"正气存内,邪不可干"、"邪之所凑,其气必虚"的理论异曲同工。"逆针灸"是一种扶助正气的有效方法,适宜的刺激具有良性应激原的特点,既调动机体的潜能,提高机体自身内在的抗病与应变能力,又不造成组织器官的损伤或机体功能代谢障碍等不良反应。在一定的介入时机下,可使这种应激能力保持相对长的时间,从而防病保健。

笔者认为深入研究"逆针灸"的预防保健机制,应基于中医体质辨识,从"逆针灸"的不同介入时机、方法、穴位特异性等多角度、多层面同时入手研究,为探讨"逆针灸"防病保健的方案提供基础数据。

三、逆针灸的介入时机

古人在应用针灸"治未病"时特别强调介入时机,适宜的介入时机,将对针灸"治未病"的防病保健效果产生重要的影响。

（一）针灸"治未病",通常要选择一定的时令节气

时令是指季节和时序的变化,因为时序以十五日为一节,又称节气。每一节气各有不同的主气。王叔和《伤寒例》中既有:"春气温和,夏气暑热,秋气清凉,冬气冷冽"。针灸选择一定的时令节气"治未病"可见大量古文献记载。如宋代窦材《扁鹊心书》中载有夏秋之交进行关元灸保健延衰的方法:"每夏秋之交,即灼关元千壮,久久不畏寒暑,累日不饥。至今一块如火之暖。……夫人之真元,乃一身之主宰,真气壮则人强,真气虚则人病,真气脱则人死。"明代《医学入门》中有每年的四季交替之时各要熏灸一次,以使"真气坚固,百病不生"的记载。《江间氏心身锻炼法》中无病长寿法之一就是:"每月必有十日灸足三里穴,寿至二百余岁。"又如现代常选三伏天穴位敷贴或艾灸预防三九天易发的哮喘,以及冬至关元灸预防中风、感冒、增强体质等。

为什么针灸"治未病"总要选择一定的时令节气?《素问·宝命全形论》云:"人以天地之气生,四时之法成。"天地自然是人类生命的源泉,也是人类赖以生存的必要条件。人类作为大自然的主要组成部分,必然受自然界的各种规律的支配和制约,自然界的任何运动和变化均可直接间接影响人体生理功能与病理变化,当然也包括自然界的时令节气,临床上某些病的发生或流行常与时令节气密切相关就说明了这一点。这是因为自然界的每个时令节气,尤其是二分(春分、秋分)或二至(夏至、冬至)是天地阴阳之气升降与消长的转折时期,是阴阳之气由量变到质变的关键时刻,此时人的生命也会依据自然界的阴阳消长变化而变化,正如《灵枢·岁露》所云:"人与天地相参,与日月相应也。"人与天地相应不仅强调自然界对人体的影响,人体自身在长期的进化过程中也逐渐形成了顺应自然的本能,正可谓"法则天地,随应而动。"人只有顺应了自然界时令

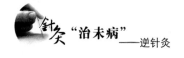

节气的阴阳变化规律,才能健康地生活在自然界中,也就是说,人体内环境阴阳的变化与外环境中的阴阳变化如果适应同步,就会呈现内环境稳定的健康状态。当然,如果自然界时令节气的阴阳消长和转折的变化过于强烈,或机体自身的顺应本能不足以调动机体内在的调整能力以对这种"转折"产生适应,则会造成疾病。若在自然界阴阳之气变化的某些关键时刻,或机体调节能力减弱之时,应用某种方法扶助正气,则可激发机体自身潜在的应变能力,以对付自然界阴阳之气的剧烈变化对人的生理和病理产生的不利影响。

《素问·疏五过论》有"圣人之治病也,必知天地之阴阳,四时经纪。"《素问·八正神明论》也有"先知日之寒温,月之虚盛,以候气之浮沉,而调之于身"。因"冬至一阳生",即从冬至之日起,自然界的阳气开始复苏与昌盛,此时可顺应自然之气,调补机体自身的阳气。因此,冬至或立冬是实行节气针灸的主要时期。后人据《素问·四气调神大论》"春夏养阳,秋冬养阴"的原则制定了"冬病夏治,夏病冬治"的思路,即是在特定的时机依据人体生理和病理的节律,结合自然界阴阳的变化,择时介入某种方法,预先培养阴阳,以固之本,从一定的意义上讲也是顺应自然界阴阳之气变化的防治原则。临床常见"冬病夏治"是指冬季好发之病,在夏季治疗往往获效。这是因为人体阳气在夏春时升旺,冬季时收敛,冬季好发的疾病往往是因为机体本身阳气不足,又遇到自然界的阳气的不足,《灵枢·百病始生》:"两虚相得,乃客其形",当然容易发病或加重疾病。冬病阳虚,反而在夏季治疗,则正是借助夏季阳气隆盛的影响与促进,顺势而治,将素体的阴凝,利用自然界的阳气和针灸的方法达到振奋阳气,消除病根的目的。此时介入针灸方法可使机体本身的抗病能力和调整能力得到进一步充分的发挥,最大限度地激发机体内在的这种潜力。但应该明确的是:机体的这种能力是机体对内外环境变化在神经内分泌系统的调控下不断做出的反应与变化的结果,并不是机体内部预先储存了某种物质或蓄积了某股力量的一次性地释放。它在某种意义上可理解为"素质"和"潜在能力",是一种内在的弹性伸张力与应变力。中医是从整体角度全面综合考虑疾病的发生发展的规律,不仅从人的整体来考虑,还从人与环境的联系来分析,并且特别强调这些因素与外界环境的特殊变化的关系。这就是为什么将节气、四季等的变化与机体变化及中医方法的介入紧密联系在一起的意义。

(二)当疾病出现先兆时,针灸的及时介入是产生良好防治效果的关键

所谓疾病先兆是指疾病在发生之前所出现的一些微小的征兆和不适,一般随后可出现疾病的真正暴发。因此,针对疾病先兆,采取一定防范措施,扶助正气,及时地阻断疾病的发生与发展,将有利于疾病的预防。《素问·评热病论》中有:"邪之所凑,其气必虚"。《灵枢·百病始生》明确指出:"风雨寒热,不得虚,邪不能独伤人。猝然逢风暴雨而不病者,盖无虚,邪不能独伤人,此必因虚邪之风,与其身形两虚相得乃客其形"。正气是生命活动能力的集中表现,是机体抵抗邪气侵袭,适应生活环境,维持正常生理活动能力的总称。各种致病因子之所以能致病,主要取决于机体的抗病能力,说明疾病的发生与发展与机体的正气的强盛与衰弱密切相关。中医理论还认为,机体形成某种病理的征象,是缓慢而潜移默化的,只有内在的生理失调或病理变化蓄积到某种量时,方可显现病症的表现,更多的时候它是"不知于身,若有若无,若存若亡,有形无形"(《灵枢·邪气脏腑病形》)。如机体处在亚健康状态、更年前期或更年早期、某种疾病的发病前期等,虽然机体内部已有一定的生理失调或病理变化,但病人往往只是感到稍稍不适或仅有轻微的征兆,并没有明显而固定的病症的表现。潜在的病理信息难于提取或仅有蛛丝马迹,需要特别的洞察,是很易忽略的内容。假若医生能

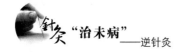

依据经验和一定的理论推断并洞悉疾病的发生与发展的潜在的倾向性，并采用一定的方法改变或打断这种内在的趋势，将可达到防病治病和延年益寿的目的，具有十分重要的临床防治意义。

　　针灸正是这种有效的方法之一。关于在疾病先兆期应用针灸预防疾病可见许多文献报道。如《素问·刺疟论》中有："凡治疟，先发如食顷，乃可以治，过之则失时也……先发时如食顷而刺之，一刺则衰，二刺则知，三刺则已。"说明在疟疾发病之前进行针刺，可以防治疟疾的发作。《素问·疟论》又言："夫疟之未发，阴未并阳，阳未并阴，因而调之，真气得安……故工不能治其已发……""若夫病已成而后药之，乱已成而后治之，譬如渴而穿井，斗而铸锥，不亦晚乎!"《素问遗篇·刺法论》中记载了为防邪气侵犯脏腑，而预先针刺五脏六腑的原穴，并认为："是故刺法有全神养真之旨，亦法有修真之道，非治疾也，故要修养和神也"预先针刺的目的是以期"补神固振，神气不散，神守不分"，从而达到预防疾病发生的目的。《素问·汤液醪醴论》："夫病之始生，极微极精，必先入结于皮肤，其次治肌肤，其次治筋脉，其次治六腑，再其次治五脏。治五脏者，半死半生也。"中风在发作前常有先兆，应处在始生时。《素问·调经论》将中风先兆又称为"微风"。"微风"多表现为头目眩晕，手指麻木，或肌肉不自主地跳动等。唐代孙思邈《备急千金要方》有"惟风宜防尔，针耳前动脉及风府神良"，或"依腧穴灸之"。明代的杨继洲《针灸大成》中也有："但未中风时，一两月前，或三四月前，不时足胫发酸发重，良久方解，此将中风之候也，便宜急灸三里、绝骨四处，各三壮。……如春交夏时，夏交秋时，俱宜灸，常令二足灸疮妙。"《金匮要略》特别强调早期治疗的重要意义，认为："适中经络，未流传脏腑，即医治之。四肢才觉重滞，即导引、吐纳、针灸、膏摩，勿令九窍闭塞"。唐代孙思邈在《千金要方》中认为："上医医治未病之病，中医医治欲病之病，下医医治已病之病。"这种观点几乎与现代预防医学的三级防治有着异曲同工之妙。他的"消未起之患，治未病之疾，医之于无事之前"以及"喜养性者，治未病之病"等对后世影响重大。

现在预防中风仍常用针灸方法，通常有中风先兆者可每日针刺，无中风先兆者，但属高危易感人群，则可在季节更替之时进行针刺预防。近年来已有人采用针刺预处理的方法提高机体对缺血的耐受力。如熊氏在大鼠进行脑缺血造模之前，电针百会穴，连续五天，实验结果显示：经电针预处理后可明显减少大脑的梗死面积，显著改善大鼠的神经功能损害程度，提示：针刺预处理的方法可通过减少大脑的梗死面积，显著改善神经功能损害程度预防中风。总之，当疾病出现先兆时，针灸的及时介入是产生良好防治效果的关键。

（三）某个特定的年龄段或无病体弱时期，也是针灸介入的良好时机

针灸"治未病"，在更多的时候是选择机体处在特定的年龄阶段或无病体弱时期。比如妇女更年期、儿童期、老年期等，这是因为上述时期是机体阴阳消长内环境变化比较动荡时期。李东垣在《医学发明》中认为中风的危险因素之一就是年龄，云："凡人年逾四旬，气衰者，多有此疾。"《外台秘要》中则论述："凡人年三十以上，若不灸三里，令人气上眼暗，所以三里下气也。"说明三十岁以上的中年人，气机开始逆乱，表现为眼目昏花。如果在中老年期，在相应的腧穴上给予适宜的针灸刺激，激发机体内在的维持自稳的潜力，维持机体的阴阳平衡，可能有利于推迟中老年期的到来，延缓衰老的进程并预防老年病的发生，提高抵抗疾病的能力。有时虽是无病正常之人，但体质较弱，正气已呈衰弱之势或尚需充实正气之时，当各种致病因素作用于机体时则很容易诱发疾病。人们思想中往往有一个根深蒂固的观念就是：人所处的状态非疾病就是健康。其实

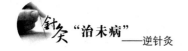

人体在大多数的情况下是处在疾病与健康的过渡状态,以苏联布赫曼为代表的许多医家均发现了人体的这种情况,称"第三状态",健康是第一状态,疾病是第二状态,非病非健康则为第三状态。第三状态有两种不同的发展趋势,或转化为健康,或转化为疾病。第三状态已经有病理信息或临床症状轻微不典型的亚健康状态。有些人虽没有疾病,但由于现代文明生活方式带来一些问题,如反应能力、活力和适应能力减退等也会产生"轻度身心失调",表现为疲劳、失眠、胃口差、免疫力低下等等,虽然还没发展到疾病的状态,但如果不及时调整,就可能向疾病方向发展。如果在这个时期介入针灸方法,激发机体的自身调节能力,扶助正气,维持机体的阴阳平衡,使内环境恢复平稳,则有一定的防治意义。这方面的文献记载最为丰富。早在两晋南北朝时,就已有应用灸法预防霍乱,灸足三里健身等。《庄子·盗跖篇》中有:"丘,所谓无病自灸也"。唐代孙思邈在《千金要方》中有:"凡入吴蜀地游,体上常须三两处灸之,勿令疮暂瘥,则瘴疬、温疟、毒气不能着人也。""膏肓俞无所不治"、"令人阳气昌盛。"《医说》也有:"若要安,丹田、三里常不干"。既是指若要保持身体安康,就应经常艾灸丹田、三里穴,并通过灸疮持续刺激,达到防病保健的目的。窦材《扁鹊心书》中有:"保命之法,灼艾第一,丹药第二,附子第三。人至三十,可三年一灸脐下三百壮;五十,可二年一灸脐下三百壮;六十,可一年一灸脐下三百壮,令人长生不老。余五十时,常灸关元五百壮……渐至身体轻健,羡进饮食。""人至晚年,阳气衰,故手足不暖,下元虚惫……医之治病用灸,如做饭需薪……"上述文字描述生动地说明了常灸关元如做饭需薪一样,可不断地温壮元阳保持生命之火常燃。《针灸要诀与按摩十法》:"无病针灸腿上能远行不疲……无病针灸腹上能增食量……"《马丹阳十二穴歌》中说:"……年过三旬后,针灸眼便宽,取穴当审的,八分三壮安。"针灸"治未病",也常用于小儿。《养生一言草》中有小儿的防病保健身柱灸的记载:"小儿每月灸身柱、天枢,可保无病。"《灵枢·经脉》:"灸则强食生肉"。说明灸法具有增进食欲、促进生长发育的功效。《诸病源候论》中载有:"河洛间土地多寒,儿喜病痓,其俗生儿三日,喜逆灸以防之;又灸颊以防噤"等,均是应用针灸方法提高机体的抗病能力以防病保健。

总之,针灸"治未病",是依据中医理论,选择一定的时机,应用各种针灸方法刺激机体一定的腧穴,人为地激起机体适度应激的一种有效方法,它因增强了机体的抵抗力和耐受力而达到防病保健的目的。预测随着人们对更高生活质量的追求,防病保健思想将更加深入人心,针灸将以其独特防治疾病的特色在预防保健医学中占有重要的地位,而针灸"治未病"防病保健的介入时机的进一步深入的研究将越来越引起重视。

随着对健康认识的发展,人们在反思中提出介于传统的"已病"和"未病"之间的"第三状态",或称为"未病的过渡状态"。目前认为广义的"未病"应包括四种形态,即健康未病态、潜病未病态、前病未病态和传变未病态。因此,"治未病"主要包括以下内容:一是主要针对健康未病态保健防病,二是针对潜病和前病未病态(即亚健康状态)的早期干预,三是针对传变未病态的已病防变。夹脊穴与督脉、膀胱经之背俞穴、冲脉、任脉,以及手足阳明、足少阴之经筋等皆相关。脊神经后支和邻近穴位的椎旁交感神经干,是夹脊穴针灸效应的神经生理学基础。针刺夹脊穴产生应激反应,激发机体内在的调节阴阳平衡的潜力,影响各神经末梢多种化学递质的释放,通过神经体液的调节,从而影响、调节各组织器官的生理功能,达到"治未病"的目的。

四、针灸"治未病"应用研究概述

针灸"治未病"有很多学者研究,现将研究概述如下。

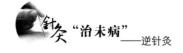

（一）针灸保健及其机理

保健针灸广泛应用于保健防病、延缓衰老及调理亚健康状态。其目的并不是特异性地针对某一种疾病进行预防，而是培补元阳、滋阴养血、扶助正气、调和阴阳以提高机体的整体调节能力。

选取足三里、合谷、内关、大椎、关元、气海、神阙、百会、肾俞、三阴交、涌泉、曲池、身柱、风门、膏肓俞、中脘、悬钟、太冲、十二井穴等。

针法采用毫针刺法或温针法，平补平泻或补法，留针 30 min，每周 1~2 次。灸法有艾炷直接灸、艾条灸、隔姜灸、隔药饼灸、瘢痕灸以及现代经穴灸疗仪照射等。艾炷灸一般每穴灸三壮，艾条灸或穴位照射可每次灸 15~30 min，每周 1~2 次。该法除可全年不定时灸以外，还可在一定的节气施灸，根据不同的地域特点、患者的体质及接受程度等因素灵活采用穴位贴敷、穴位按摩、激光针、穴位注射等方法。

保健经穴对机体具有良好的调整作用，包括对神经系统、心血管系统、消化系统、泌尿生殖系统等的多方面、多环节、多水平的调整作用，使机体的病理变化向有利于机体的方向发生转化。现代研究表明，针灸能使外周血的一氧化氮（NO）和 IL－2 含量趋于上升，提高机体免疫力，促进自由基清除，提高性激素水平，诱导局部组织产生热休克蛋白，从而达到良性调整、防病、抗衰老的作用。

（二）针灸预防心脑血管疾病及其机理

1. 预防中风　预防中风先兆，可采用针灸风市、足三里、合谷、太冲等穴预防中风，同时保持情绪平静，饮食清淡，起居有常。预防中风复发，可根据病情选用头针顶颞前斜线、顶颞后斜线、颞前线、顶中线、额中线等；毫针斜刺 1~1.5 寸，得气后留针 30 min。体针取穴为百会、四神聪、风池、率谷、曲鬓、浮白、华佗夹脊、委中、曲池、内关、列缺、合谷、气海、足三里、阳陵泉、三阴交、太冲等，得气后留针 30 min,或加用电针。头针、体针可分别使用或同时使用,每日一次,30 次为一疗程。有研究将针灸和药物预防卒中后遗症复发的疗效进行对比,结果发现针灸的抗复发作用优于药物,针灸治疗中风的有效率和治愈率越高,其复发率就越低,提示针灸抗中风复发的关键是提高临床疗效。针灸能够改善血液黏稠度,诱导一些基因表达产物而产生抗脑缺血再灌注损伤作用。

2. 预防心血管疾病 有研究表明,心肌缺血之前反复多次的电针刺激(针刺预治疗)具有抗缺血性心律失常、提高心肌细胞存活率、减低心肌梗死面积等作用,并发现 β 肾上腺素能受体参与介导了电针预处理对心肌缺血的保护作用。针灸预治疗改善心肌缺血性损害,又不造成组织器官的损伤或机体功能代谢障碍,比采用短暂的缺血、缺氧等预处理方法激发机体的应激更有优势。

(三)针灸预防呼吸系统疾病及其机制

1. 预防支气管炎、支气管哮喘 贴敷疗法:延胡索 40%,白芥子 40%,甘遂 10%,细辛 10%,共研成末,用生姜汁调和成糊状,用时取适量(约 1 cm×1 cm×1 cm)置于 5 平方厘米大小的纱布上,贴在双侧定喘、肺俞、膏肓俞、中府、天突及膻中穴上。夏季入伏日起,每 10 天贴一次,计三次;冬季入九起,每 9 天贴一次,计三次。成人每次贴 2~4 小时,儿童每次贴 0.5~2 小时,皮肤特殊者可减少贴敷时间。3 年为一疗程。该技术平时也可使用,10 天贴一次,治疗 3 个月,共九次。贴敷疗法可升高 CD_8 及 CD_3 水平,降低 CD_4/CD_8 比值,提高 IgA 水平,提高抗病能力,减少呼吸道感染机会,因此能降低哮喘的复发率。定喘穴乃治疗支气管哮喘的经验穴,可化痰定喘、肃降肺气,选取胸背部穴位可达到"从阳引阴,从阴引阳"预防哮喘的目的。

2. 预防传染性非典型肺炎、流行性感冒 主穴取风门、足三里。老年人加灸关元或气海;小儿加灸身柱。操作:清艾条点燃后距皮

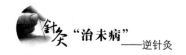

肤 2～3 cm,施行温和灸,每穴灸 10～15 min,要求局部皮肤稍见红晕,每日一次,连灸十次;身柱穴每次灸 5～10 min,隔日一次,五次为度。预防感冒除每日艾条温和灸双侧足三里、石门各 10 min 外,还采用穴位注射:取穴分两组,孔最、合谷、足三里和大椎、风门、肺俞,采用一次性 5 毫升注射器,抽取核酪注射液 4 毫升,每次取一组进行穴位注射,每穴注入 1 毫升,每隔 2～3 天注射一次,四次为一个疗程。可以增加白细胞总数及其吞噬能力,提高人体免疫功能。

（四）针灸预防妇科疾病及其机制

1.预防围绝经期综合征(PMS)　针灸取太溪、关元、三阴交、中极、气海、足三里等穴。耳穴选取心、肝、脾、肾、神门、内分泌等。临床研究表明电针关元、三阴交穴可明显改善 PMS 患者临床症状,降低 Kupperman 指数评分,且性激素检测发现治疗后患者血清雌二醇(E_2)、促卵泡激素(FSH)、黄体生成素(LH)水平均较治疗前有所好转。

2.预防绝经后骨质疏松症　徐氏逆灸 43 例绝经后妇女双侧足三里、三阴交,每日一次,每穴 15 min,以局部潮红为度,每 25 天休息 5 天,共灸治 1 年。使呈下降趋势的腰椎骨密度(BMD)和血清雌二醇(E_2)转而得以一定程度的升高。

健康妇女绝经后 15 年内为骨质快速丢失期,在此期间服用雌激素、钙剂、维生素 D 等有一定的作用,但也有不良反应,亦非人人适用,因此,采用针灸预防的方法较好。

（五）针灸预防并发症、不良反应及其机理

1.预防剖宫产术后腹胀　在剖宫产术后 6 小时内针刺天枢、手三里、足三里,并少量饮水,天枢穴平刺 2～2.5 寸,手三里直刺 1～1.5 寸,足三里向上斜刺 1～1.2 寸,得气后留针 30 min。采用此法用于 200 例剖宫产产妇,结果表明针灸预防术后腹胀效果明显,且排气时间提早,产妇痛苦小,术后恢复时间缩短。

针刺大肠之募穴天枢,能通腑泄浊,手、足三里穴能健脾益气,消胀除满。少量饮水可以防止因禁饮食损伤胃气,并刺激肠蠕动,减轻腹胀。

2. 预防术后尿潴留

(1)预防宫颈癌术后尿潴留　术前针刺照海、三阴交、阴陵泉、太溪为主,补法,力求针感向上过膝,留针 30 min,每日一次;艾灸神阙、照海,每次 30 min,每日三次;拔罐取中脘、脾俞、肾俞,用闪火法,每次 15 min,每日一次。治疗时间为 1~3 日。术后 24 小时艾灸神阙、照海及下腹部手术切口,方法同术前,总有效率73.3%。

(2)预防肛肠病术后尿潴留　采用针刺合谷、足三里、三阴交、阴陵泉、承山。泻法强刺激,以针感出现感传为佳,每 5 min 行针一次,留针 15 min。灸关元、中极约 15 min。耳压双侧神门、皮质下、膀胱、三焦至耳郭疼痛发热感为度,每次 30 min。以上方法每个患者均只施治一次。以上方法用于 200 例患者,结果尿潴留发生率明显低于对照组。

三阴交、阴陵泉配伍可调整膀胱张力;照海、太溪可改善肾功能;脾俞、肾俞可明显增强脾、胃及肾的功能。艾灸关元、中极可振奋下焦元气、调理三焦;艾灸温热刺激渗透肌层直达膀胱,通过膀胱反射性地兴奋盆内脏神经,使膀胱逼尿肌收缩,尿道内括约肌松弛,尿液得以排出。取耳穴三焦、膀胱可调节脏腑气机、通利水道,神门、皮质下可镇静安神止痛。

3. 预防经尿道前列腺电切术术后阴茎勃起功能障碍　159 例患者于术后 30 天后开始针刺白环俞、关元、肾俞和会阳,针感达小腹部后,加灸 20 min,每天一次,连续治疗 5 天后停 2 天;以 7 天为一个疗程,共治疗 6 个疗程。结果:勃起功能障碍发生率为2%。对照组不接受针灸治疗,发生率为12%,与国外研究基本一致。

4. 预防围手术期恶心呕吐　在术前针刺内关穴,直刺 0.8~1

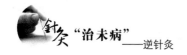

寸,行捻转平补平泻手法 2 min,以后每隔 7～8 min 捻转 1～2 min,直至手术结束拔针。通过对 60 例腹部及盆腔手术病人手术麻醉过程的针灸干预,恶心呕吐的发生率明显低于不用针灸的对照组。

针刺内关穴可以调整血液循环系统、消化系统和内分泌系统,调节肾上腺素及血管加压素,抑制胃酸分泌,调节胃肠运动,解除胃痉挛。对神经性呕吐、手术麻醉引起的恶心、呕吐疗效较好。

5.预防手术麻醉不良反应 电针预防全麻气管插管应激反应:麻醉前以毫针取双侧内关和曲池穴,得气后连接韩氏 WQ1002F 治疗仪,用连续波,频率 4～12 Hz,输出强度 0.5～1 毫安。行针 10 min后开始诱导麻醉。结果发现与空白对照组相比,电针能显著降低插管过程中引起的血压升高和心率加快的幅度。

6.预防输液并发静脉炎 艾条温和灸足三里及穿刺点始沿近心端静脉约 10 cm 处,以患者感觉温热舒适为度,每天输液开始时灸一次,每次 30 min。静脉炎的发生率明显降低,可能与艾灸增强巨噬细胞的吞噬能力、红细胞的免疫功能及自然杀伤(NK)细胞的活性作用有关。

7.预防化疗胃肠道不良反应 取足三里、内关穴,进针 1.5 寸,行中等强度刺激平补平泻手法,留针 30 min,每天两次,分别于化疗前 30 min 和化疗结束时进行。可保持化疗患者的食欲,增强和提高患者的体质和生活质量。

(六)针灸预防其他疾病

1.预防急性脑血管病医院感染 针刺关元、足三里,加灸,每日一次,连续 10 天。结果:治疗组(50 例)医院感染率明显低于观察组。

2.预防流行性出血性结膜炎 取双侧耳尖穴,常规皮肤消毒后,用三棱针点刺放血 5～10 滴,每日一次,连放三次后,改为隔日一次,再放两次,共五次。此方法在流行性出血性结膜炎流行期间,对与患者密切接触者具有积极的预防意义。

3.预防考场综合征 用右手拇指指腹按揉左侧的内关、劳宫、神门穴,用左手按揉右侧同样穴位;再用双手拇指指腹按揉太阳、风池穴;胸闷者按揉膻中、中脘、气海穴,以感到酸、胀、麻为宜。除可用于怯场的考生以外,也可用于其他容易紧张的场合,从而尽快进入最佳状态。

综上所述,随着对未病和健康概念认识的不断完善和提高,针灸保健的临床应用范围不断扩大,除传统的强身健体、延年益寿以外,针灸已越来越多地扩展到戒烟、美容、消除疲劳等提高生活质量方面。同时,针灸预防疾病的病种日益增多,如更年期综合征、药物流产综合反应、产后出血等。我们应当充分利用针灸疗法主要在于整体调整的优势,将针灸治未病广泛地应用于临床,满足人们对健康的新要求。

第五章　逆针灸的基本操作及禁忌证

一、逆针灸原理

针灸是通过刺激体表的经络、腧穴,来达到防治疾病的目的。在临床上按中医的诊疗方法诊断出病因,然后进行相应的配穴处方进行治疗,以通经脉,调气血,使阴阳归于相对平衡,脏腑功能趋于调和,从而达到防治疾病的目的。

二、逆针灸的防治作用

(一)疏通经络

经络不通,气血运行受阻,会影响人体正常生理功能,出现病理变化;经络功能正常,气血运行通畅,脏腑器官、体表肌肤及四肢百骸得以濡养,则人体生理功能正常。针灸疏通经络的作用就是可使瘀阻的经络通畅而发挥其正常的生理作用,是针灸最基本最直接的治疗的作用。经络"内属于脏腑,外络于肢节",运行气血是其主要的生理功能之一。

(二)调和气血,扶正祛邪

气血是构成人体和维持人体生命活动的基本物质。人之生以气血为本,人之病无不伤及气血,二经络是运行气血的通道,穴位和经络也是邪气入侵和传变的重要部位与途径。针灸相关的经络、穴位,通过补虚泻实,既可以调和人体自身的气血,又可以祛除入侵的病邪,起到调和气血、扶正祛邪的作用。

(三)调和阴阳

阴阳失调是疾病发生的根本原因,调和阴阳是针灸治疗的最终目的。针灸调和阴阳的作用就是可使机体从阴阳失衡的状态向平衡状态转化。疾病发生的机制是复杂的,但从总体上可归纳为阴阳失衡。针灸调和阴阳的作用是通过经络阴阳属性、经穴配伍和针灸手法完成的。

三、逆针灸的特点

针灸疗法的特点是在病人身体的穴位针刺,刺激并引起局部反应,或用火的温热刺激烧灼局部,以达到防治的目的。

针灸疗法具有很多优点:第一,有广泛的适应证,可用于内、外、妇、儿、五官等科多种疾病的治疗和预防;第二,治疗疾病的效果比较迅速和显著,特别是具有良好的兴奋身体功能,提高抗病能力和镇静、镇痛等作用;第三,操作方法简便易行;第四,医疗费用经济;第五,没有或极少不良反应,基本安全可靠,又可以协同其他疗法进行综合治疗。

四、针刺的基本操作与注意事项

(一)针刺的基本操作

包括消毒、进针、行针、留针、出针等。

1.消毒 针刺前必须做好针具、腧穴部位及医生手指的消毒。

2.进针法 进针时,一般用双手配合。右手持针,靠拇、示、中指夹持针柄,左手按压针刺部位,以固定腧穴皮肤。临床常用以下几种进针法。

(1)指切进针法 用左手拇指或示指的指甲切按腧穴皮肤,右手持针,针尖紧靠左手指甲缘迅速刺入。

(2)舒张进针法 用左手拇指、示指将所刺腧穴部位皮肤撑开绷紧,右手持针刺入。用于皮肤松弛部位的腧穴。

(3)提捏进针法 用左手拇指、示指将欲刺腧穴部位的皮肤捏起,右手持针从捏起的上端将针刺入。用于皮肉浅薄部位的腧穴,

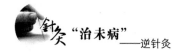

如印堂穴等。

（4）夹持进针法　左手拇指、示指持消毒干棉球,裹于针体下端,露出针尖,将针尖固定在所刺腧穴的皮肤表面,右手捻动针柄,两手同时用力,将针刺入腧穴。用于较长毫针的进针。

3.行针与得气　毫针刺入后,施行提插、捻转等行针手法,使之得气,并进行补泻。得气亦称针感,是指将针刺入腧穴后所产生的经气感应。当这种经气感应产生时,医生会感到针下有沉紧感;同时患者出现酸、麻、胀、重等感觉。得气与否以及得气的快慢,直接关系到针刺的治疗效果。

常见的行针方法有以下两种。

（1）提插法　提插法是将针刺入腧穴一定部位后,使针在穴内进行上、下提插的操作方法。将针从浅层向下刺入深层为插;由深层拔至浅层为提。

（2）捻转法　捻转法是将针刺入一定深度后,用右手拇、示、中指夹持针柄,进行前后旋转捻动的操作方法。

4.留针与出针　医生可根据病情确定留针时间,一般病症可酌情留针 15～30 min。出针时,用左手拇指、示指按住针孔周围皮肤,右手持针做轻微捻转,慢慢将针提至皮下,然后将针起出,用无菌干棉球按压针孔,以防止出血。

（二）针刺的注意事项

1.禁忌证　孕妇不宜在下腹、腰骶部及合谷、三阴交、至阴等部位和腧穴进针;小儿囟门未合时,头顶部的腧穴不宜针刺;皮肤感染、溃疡或肿瘤部位,不宜针刺;有出血倾向者,慎行针刺。

2.注意事项　①患者在过于饥饿、劳累及精神过度紧张时,不宜立即进行针刺;②对身体虚弱、气血亏虚的患者,针刺时手法不宜过强,并尽量让患者采取卧位;③对胸、胁、腰、背脏腑所居之处的腧穴,不宜深刺;④针刺眼区和颈部穴位(如风府、哑门等)时,要注意掌握一定的角度和深度,不宜大幅度提插、捻转和长时间留针,以免伤及重要的组织器官;⑤对尿潴留的患者,针刺小腹部腧穴时,应避免深刺。

五、灸法的基本操作与注意事项

(一)灸法的基本操作

灸法包括直接灸、间接灸。本节主要介绍悬灸。

悬灸具有简便验廉的特点,并且是临床常用的灸法,悬灸操作方法分为温和灸、雀啄灸、回旋灸。

1.温和灸　施灸时,艾卷点燃的一段对准应灸的腧穴或患处,距离皮肤 2~3 cm 进行熏烤,使患者局部有温热感而无灼痛为宜,一般每处灸 10~15 min,至皮肤红晕为度。如果遇到局部知觉减退者或小儿等,医者可将中指、示指分开,置于施灸部位两侧,这样可通过医者手指的感觉来测知患者局部的受热程度,以便随时调节施灸的距离以防止烫伤。

2.雀啄灸　施灸时,艾卷点燃的一端与施灸部位的皮肤并不固定在一定的距离,而是像鸟啄食一样,一上一下的移动施灸,由上而下移动速度较慢,接近皮肤适当距离时短暂停留,在病人感觉灼痛之前迅速提起,如此反复操作。一般每穴 5~10 min,至皮肤红晕为度。此法热感较强,注意防止烫伤。

3.回旋灸　施灸时,艾卷点燃的一端悬于施灸部位上方约 2 cm 高处反复旋转移动进行灸治,使皮肤感温而不觉灼痛,一般每处灸 10~15 min,至皮肤红晕为度。

(二)灸法注意事项

1.禁忌证　①中风闭证、阴虚阳亢、热毒炽盛、中暑高热等忌用艾灸;②咯血吐血等出血性疾病忌用艾灸技术;③孕妇的腹部和腰骶部不宜施灸。

2.注意事项　①施灸前,应选择正确的体位,要求患者的体位

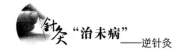

舒适能持久,而且能暴露施灸部位;施灸者的体位要求稳定,能精确操作。②施灸中注意观察患者的神色,防止晕灸,如发生晕灸,立即停灸,按晕针处理。一般患者精神紧张、大汗后、劳累后或饥饿时不宜艾灸,以防晕灸。③注意防止艾火脱落而烫伤皮肤或烧坏衣物。如因施灸不慎灼伤皮肤,局部出现小水泡,可嘱患者保护好水泡,不要擦破,任其吸收。如水泡较大,可用消毒毫针在水泡底部刺破,放出液体,外涂烫伤膏或万花油。④施灸后,将残余的艾条插入灭火管内或将其浸泡入水中,以彻底熄灭,以免复燃。

六、常用的逆针灸穴位

1. 合谷　手阳明大肠经(LI 4)。原穴。

【定位】在手背,第一、二掌骨间,当第二掌骨桡侧的中点处。

【主治】①头痛,齿痛,目赤肿痛,咽喉肿痛,鼻衄,耳聋,疟腮,牙关紧闭,口㖞。②热病,无汗,多汗。③滞产,经闭,腹痛,便秘。④上肢疼痛、不遂。

【操作】直刺0.5～1.0寸。

2. 足三里　足阳明胃经(ST 36)。合穴。

【定位】在小腿前外侧,当犊鼻下3寸,距胫骨前缘一横指(中指)。

【主治】①胃痛,呕吐,噎膈,腹胀,腹痛,肠鸣,消化不良,泄泻,便秘,痢疾,乳痛。②虚劳羸瘦,咳嗽气喘,心悸气短,头晕。③失眠,癫狂。④膝痛,下肢痿痹,脚气,水肿。

【操作】直刺1.0～2.0寸。

3. 委中　足太阳膀胱经(BL 40)。合穴,膀胱经下合穴。

【定位】在腘横纹中点,当股二头肌腱与半腱肌腱的中间。

【主治】①腰痛,下肢痿痹。②腹痛,吐泻。③小便不利,遗尿。④丹毒,瘾疹,皮肤瘙痒,疔疮。

【操作】直刺1～1.5寸,或用三棱针点刺腘窝部位静脉出血。

4. 列缺　手太阴肺经(LU 7)。络穴,八脉交会穴,通任脉。

【定位】在前臂桡侧缘,桡骨茎突上方,腕横纹上 1.5 寸。当肱桡肌与拇长伸肌腱之间。

【主治】①外感头痛,项强,咳嗽,气喘,咽喉肿痛。②口㖞,齿痛。

【操作】向上斜刺 0.3~0.5 寸。

5. 内关　手厥阴心包经(PC6)。络穴,八脉交会穴之一,通阴维脉。

【定位】在前臂掌侧,当曲泽与大陵的连线上,腕横纹上 2 寸,掌长肌腱与桡侧腕屈肌腱之间。

【主治】①心痛,心悸,胸闷。②眩晕,癫痫,失眠,偏头痛。③胃痛,呕吐,呃逆。④肘臂挛痛。

【操作】直刺 0.5~1.0 寸。

6. 三阴交　足太阴脾经(SP 6)。足太阴、少阴、厥阴经交会穴。

【定位】在小腿内侧,当足内踝尖上 3 寸,胫骨内侧缘后方。

【主治】①月经不调,崩漏,带下,阴挺,经闭,难产,产后血晕,恶露不绝,不孕,遗精,阳痿,阴茎痛,疝气,小便不利,遗尿,水肿。②肠鸣腹胀,泄泻,便秘。③失眠,眩晕。④下肢痿痹,脚气。

【操作】直刺 1.0~1.5 寸。

7. 涌泉　足少阴肾经(KI1)。

【定位】在足底部,卷足时足前部凹陷处,约当足底二、三趾趾缝纹头端与足跟连线的前 1/3 与后 2/3 交点上。

【主治】①顶心头痛,眩晕,昏厥,癫狂,小儿惊风,失眠。②便秘,小便不利。③咽喉肿痛,舌干,失音。④足心热。

【操作】直刺 0.5~1.0 寸。

8. 命门　督脉(DU 4)。

【定位】在腰部,当后正中线上,第二腰椎棘突下凹陷中。

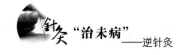

【主治】①腰痛,下肢痿痹。②遗精,阳痿,早泄,月经不调,赤白带下,遗尿,尿频。③泄泻。

【操作】直刺0.5~1.0寸。

9.百会 督脉(DU 20)。督脉、足太阳经交会穴。

【定位】在头部,当前发际线正中直上5寸,或两耳尖连线的中点处。

【主治】①头痛,眩晕,中风失语,癫狂痫。②失眠,健忘。③脱肛,阴挺,久泻。

【操作】平刺0.5~1.0寸。

10.神阙 任脉(RN 7)。任脉、冲脉交会穴。

【定位】在腹中部,前正中线上,当脐中央。

【主治】①腹痛,久泻脱肛,痢疾,水肿。②虚脱。

【操作】禁刺,宜灸。

11.关元 任脉(RN 4)。小肠募穴,任脉、足三阴经交会穴。

【定位】在下腹部,前正中线上,当脐中下3寸。

【主治】①虚劳羸瘦,中风脱证,眩晕。②阳痿,遗精,月经不调,痛经,闭经,崩漏,带下,不孕,遗尿,小便频数,癃闭,疝气。③腹痛,腹泻。

【操作】直刺1.0~2.0寸,需排尿后进行针刺。孕妇慎用。

12.气海 任脉(RN 6)。

【定位】在下腹部,前正中线上,当脐中下1.5寸。

【主治】①腹痛,泄泻,便秘。②遗尿,阳痿,遗精,经闭,痛经,崩漏,带下,阴挺,疝气。③中风脱证,虚劳羸瘦。

【操作】直刺1.0~2.0寸。

13.中脘 任脉(RN 12)。胃募穴,腑会,任脉、手太阳、足阳明经交会穴。

【定位】在上腹部,前正中线上,当脐中上4寸。

【主治】①胃痛,呕吐,吞酸,腹胀,完谷不化,泄泻,黄疸。②咳喘痰多。③癫痫,失眠。

【操作】直刺 1.0~1.5 寸。

14. 太溪　足少阴肾经(KI 3)。原穴,俞穴。

【定位】在足内侧,内踝后方,当内踝尖与跟腱之间的凹陷处。

【主治】①月经不调,遗精,阳痿,小便频数,消渴,泄泻,腰痛。②头痛,目眩,耳聋,耳鸣,咽喉肿痛,齿痛,失眠。③咳喘,咳血。

【操作】直刺 0.5~1.5 寸。

15. 阳陵泉　足少阳胆经(GB 34)。合穴、筋会。

【定位】在小腿外侧,当腓骨头前下方凹陷处。

【主治】①黄疸,口苦,呕吐,胁肋疼痛。②下肢痿痹,膝髌肿痛,脚气,肩痛。③小儿惊风。

【操作】直刺 1.0~1.5 寸。

16. 曲池　手阳明大肠经(LI 11)。合穴。

【定位】在肘横纹外侧端,屈肘,当尺泽与肱骨外上髁连线中点。

【主治】①热病,咽喉肿痛,齿痛,目赤痛,头痛,眩晕,癫狂。②上肢不遂,手臂肿痛,瘰疬。③瘾疹。④腹痛,吐泻,月经不调。

【操作】直刺 1.0~1.5 寸。

17. 承山　足太阳膀胱经(BL 57)。

【定位】在小腿后面正中,委中与昆仑之间,当伸直小腿或足跟上提时,腓肠肌肌腹下出现尖角凹陷处。

【主治】①痔疾,便秘。②腰腿拘急疼痛,脚气。

【操作】直刺 1.0~2.0 寸。

参考文献

[1]宋为民,罗金才.未病论[M].重庆:重庆出版社,1994:38.

[2]李占林,陈琦,汤晓冬.针刺夹脊穴"治未病"初探[J].河北中医,2009,31(5):732-733.

[3]李苏,魏飞,江瑾等.针灸强壮保健穴对中老年人NO调节的探讨[J].江西中医学院学报,2002;14(3):53.

[4]唐智勇,王晓玲,李苏等.针灸强壮保健穴对中老年人IL-2调节的探讨[J].现代中西医结合杂志,2002,11(9):804-805.

[5]赵粹英,陈汉平,居贤水等.隔药饼灸延缓衰老的临床和免疫学机理研究[J].中国针灸,1998,18(1):5.

[6]丁菊英,赵粹英,吴恒举等.艾灸对老年人红细胞免疫及自由基的影响[J].上海针灸杂志,1995,14(1):4.

[7]吴中朝,王玲玲,徐兰凤.艾灸对老年人血浆睾酮、雌二醇的影响[J].中国针灸,1996,16(8):27.

[8]Kobayashi K. Introduction of Heat-shock Protein(HSP)by Moxibustion[J]. Am J Chin Med,1995,23(3-4):327.

[9]陆静.运用电子灸诱导纯蛋白衍生物反应性淋巴细胞[J].国外医学·中医中药分册,1995,17(3):61.

[10]曹文忠,张莉,宋书邦等.针灸预防中风后遗症复发的临床研究[J].中国针灸,2003,23(6):317-320.

[11]韩钟,居贤水,赵粹英等.针灸治疗"未病"初步研究[J].上海针灸杂志,1995,14(6):245-246.

[12]陈泽斌,柯晖,邹锋.针刺预处理抗脑缺血再灌注损伤作用及其分子机制[J].中医药学刊,2006,24(7):1246-1249.

[13]高俊虹,付卫星,晋志高等.电针预治疗保护心肌缺血再灌注损伤——β-肾上腺素受体的耐受机制[J].针刺研究,2006,31(1):22-26.

[14]高俊虹,付卫星,晋志高等.β-肾上腺素受体后信号转导通路介导电针预治疗抗缺血性心律失常的作用[J].中国针灸,2006,26(6):431-435.

[15]An J,Varadarajan SG,Novalija E,et al. Ischemic andanesthetic preconditioning reduces cytosolic [Ca^{2+}] and im-proves Ca^{2+} responses in intact hearts[J].Am J Physiol HeartCirc Physiol,2001,281(4):H1508-1523.

[16]李忠言,王保卫,宋卫东等.伏九贴敷疗法治疗支气管炎支气管哮喘的临床应用[J].中华中医药学刊,2007,25(5):910-911.

[17]王慧.逆灸应激法预防传染性非典型肺炎初探[J].中医研究,2003,16(5):52-53.

[18]王登旗,王远祥.穴位注射防治感冒72例[J].上海针灸杂志,2005,24(12):30.

[19]何金森,廖建钦,安晓英等.电针对围绝经期综合征患者血清雌激素水平的影响[J].上海针灸杂志,2006,25(4):3-5.

[20]周军,秦正玉,李伟莉等.电针三阴交治疗围绝经期综合征临床观察[J].中国针灸,2006,26(9):617-620.

[21]徐正海.逆灸预防绝经后骨质疏松症的临床观察[J].中国中医药信息杂志,2001,8(1):79.

[22]伍贤平,廖二元.女性随年龄增长不同骨骼部位的骨丢失[J].中华内分泌代谢杂志,1998,14(6):21.

[23]杨晓峰,张春晓.针灸预防剖宫产术后腹胀[J].上海针灸

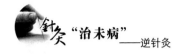
杂志,2002,21(1):46.

[24]于溯,郝淑维,左卫微.针灸与药物并用预防宫颈癌术后尿潴留30例[J].河北中医,2008,30(4):406.

[25]谢小砚.胡莹,孔露等.针灸综合疗法预防肛肠病术后尿潴留临床观察[J].辽宁中医药大学学报,2008,6(10):164-165.

[26]杨三甲.针灸腧穴学[M].上海:上海科学技术出版社,1989:175,180,293,297,245,248.

[27]Hanbury DC,Sathia KK,Refent B,etal. Erectile function following transurethral prostatectomy[J]. Br J Urol,1995,15(6):12.

[28]郑冬明,邹建玲,张海峰.针灸预防围手术期恶心呕吐[J].浙江中西医结合杂志,2003,13(7):45.

[29]高希言.中国针灸辞典[M].郑州:河南科学技术出版社,2002:436-439.

[30]罗永芬.腧穴学[M].上海:上海科学技术出版社,2002:80-81.

[31]时金华,高寅秋,李雁等.电针预防全麻气管插管应激反应的作用观察[J].中国针灸,2004,24(2):109-111.

[32]吕艳.艾灸预防输液并发静脉炎临床观察[J].广西中医药,2003,26(1):12-13.

[33]施琴.针刺足三里、内关穴预防化疗胃肠道反应疗效观察[J].中医药临床杂志,2004,16(5):481.

[34]周文艳,赵建国,韩月宇等.针灸预防急性脑血管病医院感染的研究[J].中国针灸,2008,28(2):91-94.

[35]裴良才.耳尖放血对预防流行性出血性结膜炎的观察[J].中国中医眼科杂志,1995,5(3):179.

[36]徐保平,董丽娟.穴位自我按摩治疗高考怯场[J].按摩与导引,2000,16(5):65.

［37］王琦.中医治未病解读［M］.北京:中国中医药出版社,2007.

［38］沈雪勇.经络腧穴学［M］.北京:中国中医药出版社,2007.

［39］王富春.刺法灸法学［M］.上海:上海科学技术出版社,2009.

［40］高树中,杨骏.针灸治疗学［M］.中国中医药出版社,2012.

［41］王国强.中医医疗技术手册［M］.国家中医药管理局,2014.

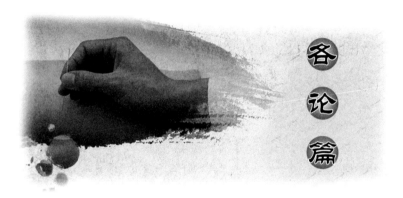

各论篇

第六章　肺系疾病

第一节　肺　痿

一、未病先防

（一）肺痿高危人群的范围

肺痿的高危人群一般指肺脏的慢性虚损性疾患，长期吸烟者、免疫力低下者、长期在空气质量差的环境中生活或工作者、肺部慢性炎症者，营养因素、气温突变、过度疲劳、情志刺激等也有可能引起肺痿。

1. 有肺部疾病者、久病者，以及慢性肺部疾病者、老年人等。

2. 不良生活方式者。如：饮食过咸、嗜油腻饮食、暴饮暴食；长期吸烟、嗜酒；缺乏运动等。

3. 雾霾严重可直接刺激呼吸道引发炎症，职业粉尘及化学物质也可诱发。

（二）肺痿高危人群的中医分类

根据中医基本理论和个人体质辨识，肺痿高危人群一般分为以下三类。

1. 平和类　无明显不适。

2. 阳虚类　肌肉不健壮，经常手脚发凉，咳吐浊唾涎沫，其质较黏稠，咳声不扬，甚则音哑，气急喘促，口渴咽燥，午后潮热，形体消瘦，皮毛干枯，大便稀溏，小便颜色清，量多，舌红而干，脉虚数。

3. 阴虚类　形体瘦长，手足心热，皮肤干燥，鼻微干，咯吐涎沫，

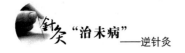

其质清稀量多,短气不足以息,口渴喜冷饮,大便干燥,头眩,神疲乏力,容易失眠,食少,经常大便干结,小便短涩,或遗尿。舌红少津少苔,脉象细弦或数。

(三)肺痿高危人群逆针灸

方法1

【穴位】肺俞、膏肓、四花穴。

【操作】艾柱灸2~3壮。

【结果】总有效率87.1%。

【出处】李戎,闫智勇,唐勇等.肺俞、膏肓俞、四花穴灸治肺痿(肺纤维化)沿革[J].中国针灸,2004,24(6):29-31.

方法2

【穴位】中髎、肩井、大椎、肺俞、肾俞、膏肓、足三里、气海、下焦俞。

【操作】针刺时选择2~4个主穴及1~2个配穴,每日一次,20日为一疗程,间隔一周,在进行第二个疗程,一般针刺3~5个疗程。

【结果】总有效率81.3%。

【出处】李戎,闫智勇,唐勇等.肺俞、膏肓俞、四花穴灸治肺痿(肺纤维化)沿革[J].中国针灸,2004,24(6):29-31.

二、既病防变

(一)临床表现

肺痿是指肺叶痿弱不用,临床以咳吐浊唾涎沫为其主症,唾呈细沫稠黏,或白如雪,或带白丝,咳嗽或不咳,气短,动则气喘,常伴有面色㿠白或青苍,形体消瘦,神疲,头晕,或时有寒热等全身症状,为肺脏的慢性虚损性疾患。

(二)治疗

方法1

【穴位】四花穴。

【操作】艾柱灸,初次灸 7 壮,累计达 100 壮效果好可停。

【结果】总有效率 93.4%。

【出处】杨玉兰,叶阮炷."四花"穴考证及临床应用[J].长春中医药大学学报,2011,(2):12.

方法 2

【穴位】四花穴。

【操作】穴位注射,7～10 天一次。

【结果】总有效率 87.7%。

【出处】杨玉兰,叶阮炷."四花"穴考证及临床应用[J].长春中医药大学学报,2011,(2):12.

方法 3

【穴位】肺俞、膏肓俞、四花穴、中脘、关元、气海、中极、膻中、足三里、大椎。

【操作】平卧,或俯卧。放松形神,调匀呼吸。补法进针,得气后导引入静(意守肾俞)。留针半时,出针。其间行针一次,每日针一次,十次为一个疗程。

【结果】总有效率 81.3%。

【出处】李戎,闫智勇,唐勇等.肺俞、膏肓俞、四花穴灸治肺痿(肺纤维化)沿革[J].中国针灸,2004,24(6):29-31.

三、愈后防复

1. 积极治疗咳喘等肺部疾患,防止其向肺痿转变。

2. 根据个人情况,加强体育锻炼。

3. 慎起居,生活有规律,视气候变化随时增减衣服。

4. 时邪流行时,尽量减少外出,避免接触病人。

5. 戒烟,减少对呼吸道的刺激。饮食宜甘淡,忌寒凉油腻。

6. 居处要清洁,避免烟尘刺激。

7. 针灸调理:肺俞、膏肓俞、四花穴、肾俞、足三里、气海、大椎

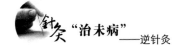

等,可配合灸法。

第二节 肺 痨

一、未病先防

（一）肺痨高危人群的范围

肺痨高危人群一般包括功能低下的老年人、患有或患过某些疾病的人。如患小儿麻疹、百日咳等,成人患糖尿病、矽肺,妊娠或分娩。近年研究显示,肺结核与肺癌互为诱发因素。由于治疗某种疾病,长期使用肾上腺皮质激素或其他免疫抑制剂,如抗肿瘤疗药物等的人。

（二）肺痨高危人群的中医分类

根据中医基本理论和个人体质辨识,肺痨高危人群一般分为以下四类。

1. 平和类　无明显不适。

2. 阴虚类　体形瘦长,干咳或咳少量白黏痰,低热,午后手足心热,皮肤干燥,口咽干燥,手脚心发热,面颊潮红或偏红,常感到眼睛干涩,少量盗汗,疲乏无力,纳谷不香,容易失眠,经常大便干结。舌边尖红,无苔或少苔,脉细数。

3. 气郁类　形体瘦者为多,咳嗽无力,气短声低,咳痰清稀,色白量较多或色淡红,午后潮热,热势不高,怕风畏冷,自汗与盗汗并见,食少,腹胀,便溏神倦乏力,常感到闷闷不乐、情绪低沉,易紧张、焦虑不安,多愁善感或容易受到惊吓,面色白,容易心慌、心跳快。舌质淡红,边有齿痕,脉细弱而数。

4. 气虚类　肌肉不健壮,咳逆少气,痰呈白沫状,喘促气短,动则喘甚,不得平卧,声嘶失音,潮热盗汗,平时体质虚弱,易患感冒或发病后因抗病能力弱而难以痊愈,苔黄而剥,舌质淡紫暗,少津,脉微细而。

（三）肺痨高危人群逆针灸

方法1

【穴位】太渊、肺俞、膏肓、足三里、三阴交、曲池、丰隆、尺泽、巨骨、阴郄、合谷、大椎、鱼际。

【操作】针刺时选择2～4个主穴及1～2个配穴，每日一次，20日为一疗程，间隔一周，在进行第二个疗程，一般针刺3～5个疗程。

【结果】总有效率89.3%。

【出处】田昕,田霞,唐建东等.针药并用治疗肺痨56例[J].中医研究,1995,(5):283-285.

方法2

【穴位】膏肓、肺俞、肾俞、肝俞、魄门、大椎、身柱。

【操作】针刺时选择2～4个主穴及1～2个配穴，每日一次，20日为一疗程，间隔一周，在进行第二个疗程，一般针刺3～5个疗程。

【结果】总有效率81.9%。

【出处】西南铁路医院.肺痨治疗经验介绍[J].中医杂志,1957,(3):131-136.

方法3

【穴位】中脘、关元、气海、中极、膻中、足三里、丰隆、上巨虚。

【操作】针刺时选择2～4个主穴及1～2个配穴，每日一次，20日为一疗程，间隔一周，在进行第二个疗程，一般针刺3～5个疗程。

【结果】81.9%。

【出处】西南铁路医院.肺痨治疗经验介绍[J].中医杂志,1957,(3):131-136.

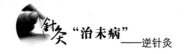
二、既病防变

（一）临床表现

肺痨是具有传染性的慢性虚弱疾患，以咳嗽、咯血、潮热、盗汗、胸痛、形体消瘦为主要临床特征，轻者不一定诸症皆俱，重者则每多兼见。

（二）治疗

方法1

【穴位】肺俞、膏肓俞、四花穴、肾俞、脾俞、胃俞、气海、足三里、太渊、定喘、关元。

【操作】平卧，或俯卧。放松形神，调匀呼吸。补法进针，得气后导引入静（意守肾俞）。留针半小时，出针。其间行针一次，每日针一次，十次为一个疗程。

【结果】总有效率81.3%。

【出处】李戎，闫智勇，唐勇等.肺俞、膏肓俞、四花穴灸治肺痿（肺纤维化）沿革[J].中国针灸,2004,24(6):29-31.

方法2

【穴位】肺俞、膏肓俞、四花穴（胆俞和膈俞）。

【操作】坐位，手持艾条，点燃艾条后，在距皮肤2 cm处实施温和灸，灸至皮肤微红约施灸五分钟，共治疗七次。

【结果】总有效率90%。

【出处】阳运秋."四花穴"探究及临床应用[J].中国针灸,2013,8(3):59-61.

三、愈后防复

1. 避免喜、怒、忧、思、悲、恐、惊等过度情志刺激，保持心态平和，精神愉快。

2. 顺应四季气候变化，调整生活起居，秋冬季节应特别注意保暖防寒。

3.饮食清淡,营养均衡,勿暴饮暴食。坚持低盐、低脂、低胆固醇、低热量、高蛋白质和高维生素饮食,少吃动物脂肪、内脏,多吃豆类及豆制品、粗粮、蔬果,戒烟限酒。

4.适当运动锻炼。

5.遵医嘱按时服药,控制危险因素。

6.出现咳嗽、咯血、潮热、盗汗、胸痛、形体消瘦,甚至神志不清等并发症时,应及时到医院就诊。

7.针灸调理:肺俞、膏肓、大椎、足三里。可加灸法。

第三节　肺　胀

一、未病先防

（一）肺胀高危人群的范围

肺胀的高危人群一般指久咳、哮喘、肺痨等慢性疾患,长期吸烟者、免疫力低下者、长期在空气质量差的环境中生活或工作者、肺部慢性炎症者,营养因素、气温突变、过度疲劳、情志刺激等也有可能引起肺胀。

1.有肺部疾病者、久病者,以及慢性肺部疾病者、老年人等。

2.不良生活方式者。如:饮食过咸、嗜油腻饮食、暴饮暴食;长期吸烟、嗜酒;缺乏运动等。

3.精神紧张、情绪易激动,或有重大精神创伤者。

4.雾霾严重可直接刺激呼吸道引发炎症,职业粉尘及化学物质也可诱发。

（二）肺胀高危人群的中医分类

根据中医基本理论和个人体质辨识,肺胀高危人群一般分为以下四类。

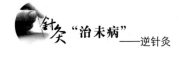

1.平和类　无明显不适。

2.湿热类　形体偏胖或苍瘦,自身感觉胸部满闷,短气喘息,稍劳即著,口渴欲饮,痰黏色白或呈泡沫型,大便黏滞不爽,小便有发热感,尿色发黄。舌暗,苔黄或黄腻,脉滑或滑数。

3.阳虚类　肌肉不健壮,自身感觉心悸,喘咳,面浮,下肢浮肿,甚则全身浮肿,纳差,尿少,怕冷。面唇青紫,苔白滑,舌胖质暗,脉沉细。

4.气虚类　肌肉不健壮,咳吐不利,胸闷心慌,容易呼吸短促,接不上气,形寒汗出,腰膝酸软,小便清长,痰如白沫,喜欢安静,不喜欢说话,说话声音低弱,容易感冒,常出虚汗,经常感到疲乏无力。舌淡或暗紫,脉沉细数或无力,或有结代。

(三)肺胀高危人群逆针灸

方法1

【穴位】列缺、尺泽、合谷、印堂、膻中、中脘、足三里、丰隆。

【操作】平卧,或俯卧。放松形神,调匀呼吸。泻法进针,得气后导引入静(意守丰隆)。其间行针一次,每日针一次,十次为一个疗程。

【结果】总有效率89.1%。

【出处】宋家明.慢性阻塞性肺疾病的中医研究进展[J].中国中医急症,2007,12(6):20-22.

方法2

【穴位】百会、百劳、肺俞、大椎、定喘、命门、委中、昆仑、三阴交。

【操作】平卧,或俯卧。放松形神,调匀呼吸。补法进针,得气后导引入静(意守或命门)。留针半小时,出针。其间行针一次,每日针一次,十次为一个疗程。

【结果】总有效率89.1%。

【出处】宋家明.慢性阻塞性肺疾病的中医研究进展[J].中国

中医急症,2007,12(6):20-22.

方法3

【穴位】太渊、孔最、鱼际、神门、内关、天府、液门、膻中。

【操作】平卧,或俯卧。放松形神,调匀呼吸。补法进针,得气后导引入静(意守鱼际或照海)。留针半小时,出针。其间行针一次,每日针一次,十次为一个疗程。

【结果】总有效率89.1%。

【出处】宋家明.慢性阻塞性肺疾病的中医研究进展[J].中国中医急症,2007,12(6):20-22.

方法4

【穴位】百会、肺俞、膏肓、膈俞、至阳、委阳、承山、三阴交、照海。

【操作】平卧。即刻补法进针,如得气后神气来复,导引入静(意守关元)。留针半时,或一时出针。如神气未复,留针半时观察,待气平和后再出针。其间行针一次,每日针一次,十次为一个疗程。

【结果】总有效率89.1%。

【出处】宋家明.慢性阻塞性肺疾病的中医研究进展[J].中国中医急症,2007,12(6):20-22.

方法5

【穴位】膻中、肺俞、膏肓、脾俞、胃俞等。

【操作】白芥子、延胡索、甘遂、细辛等组成,研磨姜汁调敷,贴于穴位上。四次一个疗程,7～10天一次。

【结果】总有效率91.4%。

【出处】周仲瑛,蔡淦,张洪斌等.中医内科学[M].中国中医药出版社,2004:196.

二、既病防变

(一)临床表现

肺胀是多种肺系疾患反复发作,迁延不愈,常表现为胸部膨满,

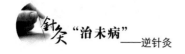

憋闷如塞,喘息上气,咳嗽痰多,烦躁,心悸,面色晦暗,或唇甲发绀,脘腹胀满,肢体浮肿等。其病程缠绵,时轻时重,经久难愈,严重者可出现神昏,痉厥,出血,喘脱等危重症候。

（二）治疗

方法1

【穴位】曲池、足三里、尺泽、丰隆等。

【操作】注射卡介菌多糖核酸注射液,每穴0.5 ml,3天一次,7次一疗程。

【结果】总有效率93.75%。

【出处】霍晓清,樊鹤莹,刘春晖等.伏九敷贴配合穴位注射治疗肺胀80例[J].河南中医,2012,10(1):1336－1337.

方法2

【穴位】定喘、肺俞、足三里、背俞穴。

【操作】温针灸,隔天一次,一周三次。

【结果】总有效率100%（提高缓解期患者生活质量）。

【出处】高洁,欧阳八四,孙钢等.温针灸对COPD稳定期患者肺功能和生命质量影响的比较研究[J].中国针灸,2011,31(10):893－897.

三、愈后防复

1.避免喜、怒、忧、思、悲、恐、惊等过度情志刺激,保持心态平和,精神愉快。

2.顺应四季气候变化,调整生活起居,秋冬季节应注意保暖防寒。

3.饮食清淡,营养均衡,勿暴饮暴食。坚持低盐、低脂、低胆固醇、低热量、高蛋白质和高维生素饮食,少吃动物脂肪、内脏,多吃豆类及豆制品、粗粮、蔬果,戒烟限酒。

4.适当运动锻炼。

5.遵医嘱按时服药,控制危险因素。

6.出现头目眩晕加重、肢体活动不利、言语謇涩,甚至神志不清等时应及时到医院就诊。

7.针灸调理:中府、云门、尺泽、曲池、足三里等。也可加灸,即温针灸。

第四节 感 冒

一、未病先防

(一)感冒的高危人群

感冒高危人群一般包括婴幼儿、老年人,营养不良者,免疫功能低下者,放疗、化疗期间的肿瘤患者以及长期应用免疫抑制剂的某些慢性病患者。

(二)感冒高危人群的中医分类

根据中医基本理论和个人体质辨识,感冒高危人群一般分为以下五类。

1.平和类 无明显不适。

2.阳虚类 肌肉不健壮,易感受外邪,风寒犯肺表现为恶寒重,发热轻,无汗,头痛,肢节酸痛,鼻塞声重,或鼻痒喷嚏,时流清涕,咽痒,咳嗽,咳痰稀薄色白,口不渴或渴喜热饮。舌苔薄白而润,脉浮或浮紧;风热犯肺表现为身热较著,微恶风,汗泄不畅,头胀痛,面赤,咳嗽,痰黏或黄,咽燥,或咽喉乳蛾红肿疼痛,鼻塞,流黄浊涕,口干欲饮。舌苔薄白微黄,舌边尖红,脉浮数。

3.湿热类 形体偏胖或苍瘦,身热,微恶风,汗少,肢体酸重或疼痛,头昏重胀痛,咳嗽痰黏,鼻流浊涕,心烦口渴,或口中黏腻,渴不多饮,胸闷脘痞,泛恶,腹胀,小便短赤,大便黏滞不爽,小便有热感,尿色发黄。舌苔薄黄而腻,脉濡数。

4.气虚类 肌肉不健壮,发热,无汗,头痛身楚,咳嗽、痰白、咳痰无力、平素神疲体弱,气短懒言,容易呼吸短促,接不上气,反复易感。舌淡苔白,脉浮而无力。

5.阴虚类 体形瘦长,口干,干咳少痰,经常感觉身体、脸上发热耐受不了夏天的暑热,皮肤干燥,经常感到手脚心发热,面颊潮红或偏红,常感到眼睛干涩,经常口干咽燥,容易失眠,经常大便干结。舌红少苔,脉细数。

(三)感冒高危人群逆针灸

方法1

【穴位】列缺、合谷、风池、大椎、外关、中脘、足三里、支沟。

【操作】毫针泻法,足三里用补法或平补平泻法或灸法。

【结果】总有效率96.43%。

【出处】鲁玉玲,刘颖.针刺通阳解表法治疗感冒的临床观察[J].中国当代医药,2011,18(6):100-101.

方法2

【穴位】大椎、身柱、大杼、肺俞。

【操作】拔罐后留罐15 min起罐,或用闪罐法。

【结果】感冒人群与正常人群在拔罐疗法中的罐斑显色有差别,具有统计学意义。

【出处】赵喜新,王磊琼,李鸿章等.感冒人群与正常人群在拔罐疗法中的罐斑显色差别研究[J].河南中医学院学报,2005,(20):5.

方法3

【穴位】涌泉穴。

【操作】涌泉穴外敷药物(金银花、芦根、连翘、荆芥、淡豆豉、淡竹叶、牛蒡子、桔梗、薄荷油调和)可通过穴位吸收进入机体,达到预防保健和治疗疾病的效果,此法简单易行,取得明显效果。

【结果】总体有效。

【出处】罗小军,熊俊,陈日新等.基于现代文献的穴位贴敷法治疗感冒的临床证据研究［J］.时珍国医国药,2014,25(9):2285－2289.

二、既病防变

(一)临床表现

感冒是感受触冒风邪,邪犯卫表而导致的常见外感疾病,以鼻塞,流涕,喷嚏,咳嗽,头痛,恶寒,发热,全身不适,脉浮为主要特征。

(二)治疗

方法1

【穴位】1组:列缺、合谷、风池、大椎、外关、太阳、风门、肺俞、印堂。2组:列缺、合谷、风池、大椎、外关、太阳、曲池、尺泽、少商。3组:列缺、合谷、风池、大椎、外关、中脘、足三里、支沟。4组:列缺、合谷、风池、大椎、外关、太阳、委中、阴陵泉。

【操作】毫针泻法,风寒感冒大椎行灸法。委中、少商点刺出血,风热感冒大椎行刺络拔罐,足三里用补法或平补平泻法或灸法。患者得气后留针30 min,其间行针一次,每天针一次,十次为一疗程。

【结果】总有效率92.59%。

【出处】鲁玉玲,刘颖.针刺通阳解表法治疗感冒的临床观察［J］.中国当代医药,2011,18(6):100－101.

方法2

【穴位】足三里。

【操作】用艾条温灸双侧足三里10～15 min,使局部皮肤微见潮红,一天一次,三天一疗程。

【结果】临床效果明显。

【出处】经验取穴治疗(适合平日体虚易感人群)。

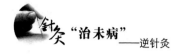

三、愈后防复

1.增强体质,增强自身免疫力是预防感冒的关键。所以在感冒高发季节,特别是年老体弱者要注意回避感冒患者,尽量少到人群聚集的公众场所,并加强体育锻炼,保证良好的睡眠质量,增强身体适应环境变化的能力。

2.大家要密切关注气温变化,适时增减衣服,不要"贪凉",尽量少用空调、电风扇对着人体长久劲吹。

3.要保持良好的个人卫生,养成勤洗手的好习惯,并注意保持室内空气流通,早晨开窗换气不少于十五分钟。

4.还要做到戒烟、戒酒,多饮水,多吃水果,多食用高维生素和易消化吸收的食物。

5.针灸调理:肺俞、风府、合谷、列缺、外关、曲池、足三里

第五节　咳　嗽

一、未病先防

(一)咳嗽的高危人群范围

咳嗽的高危人群可以分为有呼吸道或肺部原发病者、体虚者、肝火旺者、饮食不规律者以及年老体弱者等。

(二)咳嗽高危人群的中医分类

根据中医基础理论和个人体质辨识,咳嗽高危人群一般分为以下五类。

1.平和类　无明显不适。

2.气虚类　肌肉不健壮,先天不足,后天失养,久病耗伤,肺气衰弱,间断咳嗽或是咳嗽声微,有痰或无痰,语声低微,面色不华,常出虚汗,经常感到疲乏无力,发病后因抗病能力弱而难以痊愈。舌

质淡,舌苔淡白,脉细微。

3. 血瘀类　瘦人居多,性情急躁,皮肤常干燥、粗糙,常常出现疼痛,舌红或舌边尖红,舌苔少,脉弦数。

4. 湿热类　形体偏胖或苍瘦,嗜食肥甘,常感到口苦、口臭或嘴里有异味,经常大便黏滞不爽,小便有发热感,尿色发黄,女性常带下色黄,男性阴囊总是潮湿多汗。舌红舌苔厚腻或微黄,脉濡或滑。

5. 阴虚类　体形瘦长,咳嗽短浅,咳声低微,呼多吸少伴腰膝酸软,手脚心发热,面颊潮红或偏红,咳时面红易甚,常感到眼睛干涩,经常口干咽燥,容易失眠,经常大便干结。舌红苔少,脉沉细弱。

(三)咳嗽高危人群逆针灸

方法1

【穴位】肺俞。

【操作】要求治疗室温度在 25℃ 以上,患者俯卧于床,暴露背部,术者立于患者一侧,常规消毒,取双侧肺俞穴,以平补平泻向脊柱方向呈 45 度角刺入 0.5 寸,留针 20 min。隔日治疗一次,三次为一疗程。注意防寒保暖。

【结果】治愈为咳嗽消失,无咯痰,无恶寒发热,无鼻塞流涕 36 例;好转为咳嗽减轻,仍有恶寒发热 4 例。总有效率100.0%。

【出处】肖祖伟. 针灸肺俞穴治疗风寒咳嗽 40 例[J]. 中国针灸,2003,23(11):667.

方法2

【穴位】大椎、风门、肺俞。

【操作】针刺得气后,电针 20 min。

【结果】治疗组达到痊愈标准的疗程天数明显小于对照组,差异具有统计学意义($P < 0.05$)。

【出处】范育玲,江向君. 针灸背俞穴配合止嗽散治疗感染后咳嗽的临床观察[J]. 医学信息,2010,(9):26.

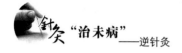
方法3

【穴位】大椎、身柱、风门、肺俞、天宗。

【操作】先取大椎、身柱、风门、肺俞穴,常规消毒,大椎、身柱、针尖微向上斜刺,肺俞、风门针尖略朝胸椎方向斜刺,均刺0.5~1寸,得气后快速小幅度提插行针,平补平泻,诱导针感向咽喉部传到,然后取天宗穴,体表定位后,用拇指尖在此穴周围轻轻揉按,探寻到压痛最敏感点,常规消毒直刺0.5~1寸,得气后小幅度提插行针3~5 min,平补平泻,留针30 min,期间行针两次。

【结果】总有效率达95.6%。

【出处】李惠琴,祝惠荣.针刺加拔罐治疗外感咳嗽90例[J].陕西中医,2013,34(8):1050-1051.

方法4

【穴位】时间针灸,灵龟八法开穴,飞腾八法开穴,纳子法开穴。

【操作】捻转补泻,留针20 min,每5 min行针一次。

【结果】时间取穴,辨证取穴,达到治疗效果,一次见效。

【出处】刁灿阳.时间针灸疗法为主1次治愈咳嗽案[J].针灸临床杂志,2003,19(10):12.

二、既病防变

(一)临床表现

咳嗽日久,耗伤肺气,肺气虚损,呼吸衰微,咳嗽气短,咳痰见血等症;气机升降失常影响至其他脏腑,至胃则出现胃气上逆之呕吐、呃逆、嗳气,母病及子;心气大虚,则出现心悸怔忡、失眠多梦,甚者神昏谵语等症;久病及肾,肾气不纳,则出现呼多吸少,语声低微,畏寒,四肢无力等症;脾气日渐受损则食欲不振,便溏,面色无华。

(二)治疗

方法1

【穴位】天突、列缺、定喘、肺俞。

【操作】平补平泻,得气后留针 20 min,每天或隔天治疗一次,3～5次为一疗程。

【结果】顺气降逆治疗咳嗽改善症状明显。

【出处】孙丽娟.针灸治疗顽固性咳嗽［N］.上海中医药报,2005－02－04.

方法2

【穴位】肺俞、膻中。肺咳穴肺俞。治肺痿咳嗽穴肺俞,治肺气咳嗽穴膻中。

【操作】平补平泻,得气后留针 20 min,每天或隔天治疗一次,3～5次为一疗程。

【结果】咳嗽改善症状明显。

【出处】《普济方》。

三、愈后防复

1.适当缓解工作生活压力,控制情绪,保持心态平和,精神愉快。

2.顺应四季气候变化,调整生活起居,秋冬季节应特别注意保暖防寒,夏季不可贪凉。

3.饮食清淡,营养均衡,勿暴饮暴食。坚持低盐、低脂、低胆固醇、低热量、高蛋白质和高维生素饮食,少吃动物脂肪、内脏,多吃豆类及豆制品、粗粮、蔬果,戒烟限酒。

4.适当运动锻炼,增强体质,提供抗病能力。

5.患病时及时治疗,如果有原发病则积极治疗。避免刺激性气体伤肺,空气不好时候外出应该佩戴口罩或是减少外出,平时注意室内卫生和空气流通。

6.防止感冒发生,面部迎香穴按摩,夜间足三里艾灸。平时可以多使用一些行气健脾的食物,如莱菔子、梨、山药、百合等。注意劳逸结合,坚持锻炼,快乐美好每一天。

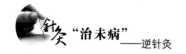

第六节 哮 喘

一、未病先防

（一）哮喘高危人群的范围

哮喘高危人群包括哮喘家族史或者过敏疾病史的家庭后代,患有过敏性疾病特别是过敏性鼻炎者。另外高危人群还有一些特殊职业,比如长期接触一些致敏原或者是特殊的环境刺激者。

（二）哮喘高危人群的中医分类

根据中医基础理论和个人体质辨识,哮喘高危人群一般分为以下五类。

1. 平和类 无明显不适。

2. 湿热类 形体偏胖或苍瘦,嗜睡,易疲劳,咳嗽痰多,口中黏腻有甜味,头晕目眩,经常大便黏滞不爽,小便有发热感,尿色发黄。舌苔厚腻,脉弦滑。

3. 阳虚类 常多见脾胃阳虚或者心肾阳虚两大类。脾胃阳虚症状为喘嗽无力,痰量中等,质地清稀或少量泡沫,食少纳差,多食则不宜消化,腹中胀满不舒,兼有少气懒言,疲乏无力等,舌苔薄白,脉缓无力;心肾阳虚症状为少气不足以吸,咳痰色白质稀,面色㿠白,手足不温,怕冷,易出汗,大便稀,小便清长,口唇色淡,口淡无味,食欲不振,舌质淡,苔白而润,脉虚弱。

4. 气虚类 肌肉不健壮,喘咳无力,少气懒言,气少不足以息,全身疲倦乏力、声音低沉、动则气短、易出汗,头晕心悸、面色萎黄、食欲不振。舌淡而胖,舌边有齿痕,脉弱等。

5. 阴虚类 体形瘦长,喘哮无力,痰液量少而黏,或夹有血丝,多见低热,手足心热,午后潮热,盗汗,口燥咽干,心烦失眠,头晕耳鸣,大便干结。舌红少苔,脉细数无力。

（三）哮喘高危人群逆针灸

方法1

【穴位】肺俞、天突。

【操作】艾灸上述穴位。

【结果】喘急灸法，灸七壮立效。

【出处】《世医得效方·卷五·喘急》。

方法2

【穴位】中府、云门、天府、华盖、肺俞、天突、脊中。

【操作】艾灸上述穴位。

【结果】喘证，灸一壮。

【出处】《古今医统·卷七·针灸直指》。

二、既病防变

（一）临床表现

1. 实证

主症：病程短，或当哮喘发作期，哮喘声高气粗，呼吸深长，呼出为快，体质较强，脉象有力。

（1）风寒外袭　兼见咳嗽喘息，咳痰稀薄，形寒无汗，头痛，口不渴，脉浮紧，苔薄白。

（2）痰热阻肺　咳喘，痰黏，咳痰不爽，胸中烦闷，咳引胸胁作痛，或见身热口渴，纳呆，便秘，脉滑数。

2. 虚证

主症：病程长，反复发作或当哮喘间歇期，哮喘声低气怯，气息短促，体质虚弱，脉象无力。

（1）肺气不足　兼见喘促气短，喉中痰鸣，语言无力，吐痰稀薄，动则汗出，舌质淡或微红，脉细数，或软而无力。

（2）肾气不足　兼见气息短促，动则喘甚，汗出肢冷，舌淡，脉沉细。

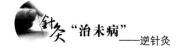

（二）治疗

方法1

【穴位】天突、璇玑、华盖、膻中、乳根、期门、气海。

【操作】艾灸上述穴位。

【结果】诸喘气急,灸三壮神效。

【出处】《类经图翼》十一卷诸症灸法要穴。

方法2

【穴位】上星、合谷、太溪、大陵、列缺、足三里。

【操作】平补平泻,得气后留针 20 min,每天或隔天治疗一次,3～5次为一疗程。久留针下其气。

【结果】临床效果显著。

【出处】《针灸集成》卷二。

三、愈后防复

1.避免喜、怒、忧、思、悲、恐、惊等过度情志刺激,保持心态平和,精神愉快。

2.顺应四季气候变化,调整生活起居,秋冬季节应特别注意保暖防寒。冬天外出时最好戴上口罩,避免冷空气接触。

3.饮食清淡,营养均衡,勿暴饮暴食。

4.室内空气要保持新鲜,适当通风,但不要有对流风,避免孩子受凉。

5.寻找引发哮喘的诱因,使孩子脱离致敏因素,如发霉的食物、油漆、刚装修过的房子、蚊香等。

第七章 心系疾病

第一节 心痛（冠心病）

一、未病先防

（一）冠心病高危人群的范围

冠心病高危人群主要包括40岁以上的中老年人，脑力劳动、血脂异常、肥胖、糖尿病、高血压、吸烟、家族中有在年轻时易患本病者。

（二）冠心病高危人群的中医分类

根据中医基本理论和个人体质辨识，冠心病高危人群一般分为以下五类。

1.血瘀类 形体以中等偏瘦为主、腹部微硬。平素面色晦黯，皮肤偏暗或色素沉着，肌肤干，口唇暗淡或紫，舌下静脉曲张。胸部刺痛，固定不移，入夜加重；胸闷心悸时作时止，日久不愈，或眩晕或恼怒而致。舌质紫黯或有瘀斑，苔薄白，脉涩。

2.痰湿类 形体肥胖、腹部肥满松软。面部皮肤油脂较多，多汗且黏，胸闷，痰多。面色淡黄而暗，眼胞微浮，容易困倦，口黏腻或甜，身重不爽，喜食肥甘甜腻，大便正常或不实，小便不多或微混。胸闷痛如窒，痛引肩背，疲乏、气短，肢体沉重，痰多，或时有胸闷刺痛、灼痛。舌淡胖，苔白腻，脉滑。

3.气虚类 肌肉不健壮，平素语音低怯，气短懒言，肢体容易疲乏，精神不振，易出汗，面色偏黄，目光少神，唇色少华，头晕，心悸腰

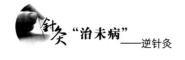

酸,耳鸣,胸闷隐痛,时作时止,心悸心烦,疲乏气短头晕,或手足心热或肢体沉重肥胖,胸憋闷而刺痛。舌淡,脉沉细。

4.阴虚类:形体瘦长,手足心热,平素易口燥咽干,鼻微干,口渴喜冷饮,大便干燥,舌红少津少苔,面色潮红、有烘热感,目干涩,视物花,唇红微干、皮肤偏干、易生皱纹,眩晕耳鸣,睡眠差,小便短涩,胸闷痛或灼痛,心悸心烦,不寐、盗汗、腰膝酸软,耳鸣,或头晕目眩或胸憋闷刺痛,善太息,胸胁胀痛。脉象细弦或数。

5.阳虚类:形体胖瘦不一,平素面色晦暗,口唇色淡,畏冷,手足不温,胸闷痛气短,遇寒加重,心悸汗出,唇色紫暗,或动则气喘不能平卧,面浮足肿。舌淡,苔薄白,脉沉细。

(三)冠心病高危人群的逆针灸

方法1

【穴位】膻中、内关、合谷、心俞、至阳。

【操作】采用毫针常规操作,施以平补平泻手法,留针20 min,每天两次,7天为一个疗程。

【结果】治疗30例,显效13例,有效14例,无效2例,加重1例,有效率90.0%。

【出处】林婉娟,陈东风,张少君.针灸治疗冠心病心绞痛30例临床观察[J].中医药导报,2008,14(6):82-83.

二、既病防变

(一)临床表现

冠心病症状表现为胸腔中央发生一种压榨性的疼痛,并可迁延至颈、颌、手臂、后背及胃部。发作的其他可能症状有眩晕、气促、出汗、寒战、恶心及昏厥。

(二)治疗

方法1

【穴位】心俞、厥阴俞、膻中、内关、足三里、三阴交。

【操作】患者先取俯卧位,两臂自然置于床上,皮肤常规消毒后,采用0.3 mm×25 mm毫针,向脊柱方向采用无痛针法斜刺心俞、厥阴俞,缓慢进针0.5~0.8寸,行提插、捻转轻手法,待得气后留针30 min。膻中沿皮向下斜刺;内关向上斜刺或垂直刺,有酸胀与沉重感,以针感放射至中指为佳;足三里和三阴交,得气即可留针,每5 min运针一次,一般留针15~20 min。

【结果】治疗58例,显效37例,有效16例,无效5例,总有效率91.38%。

【出处】刘建荣,谭英,潘文举.针灸治疗冠心病心绞痛的临床观察[J].新中医,2010,42(5):68-70.

方法2

【穴位】颈夹脊、心俞、内关。

【操作】穴位皮肤常规消毒,颈夹直刺,针尖触及第二、第三颈椎横突即可;心俞先直进皮,然后向脊柱方向斜刺20 mm;内关直刺进针13 mm,行针得气后,于针柄施予温针艾炷,艾炷长2 cm,燃尽三炷后取针。

【结果】23例患者中,显效17例,有效3例,治愈率86.95%。

【出处】顾芙蓉,吴兰花.温针灸治疗颈性类冠心病23例[J].中国中医急症,2007,16(8):995.

三、愈后防复

1.避免情绪波动,保持心态平和,精神愉快。

2.顺应四季气候变化,调整生活起居,秋冬季节应特别注意保暖防寒。适当运动锻炼。

3.饮食清淡,营养均衡,勿暴饮暴食。坚持低盐、低脂、低胆固醇、低热量、高蛋白质和高维生素饮食,少吃动物脂肪、内脏,多吃豆类及豆制品、粗粮、蔬果,戒烟限酒。

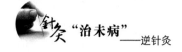
4. 监测血压。

5. 遵医嘱按时服药,控制高血脂、高血压、高血糖等中风危险因素。

6. 若出现胸痛等症状时应及时到医院就诊。

第二节　心悸(心律失常)

一、未病先防

(一)心悸高危人群的范围

心悸高危人群主要包括患有各种器质性心脏病的人,急性中毒、严重贫血、发热、严重感染者,或服用某些药物如洋地黄类、抗心律失常药物者,自主神经功能紊乱、电解质紊乱、代谢性酸中毒者,精神紧张、过度疲劳、饮酒、咖啡、吸烟者,接受过心外手术、心导管检查、心脏介入治疗者。

(二)心悸高危人群的中医分类

根据中医基本理论和个人体质辨识,心悸高危人群一般分为以下五类。

1. 气虚类　多肌肉不健壮,平素语音低怯,气短懒言,肢体容易疲乏,精神不振,易出汗,面色偏黄,目光少神,唇色少华,头晕,心悸腰酸,耳鸣。舌淡,脉沉细。

2. 阴虚类　形体瘦长,手足心热,平素易口燥咽干,鼻微干,口渴喜冷饮,急躁易怒,大便干燥,舌红少津少苔,面色潮红、有烘热感,目干涩,视物花,唇红微干,皮肤偏干、易生皱纹,眩晕耳鸣,睡眠差,小便短涩。脉象细弦或数。

3. 阳虚类　形体胖瘦不一,平素面色晦暗,口唇色淡,畏冷,手足不温,腰酸肢冷,小便清长,心悸不安,动则尤甚。舌淡,苔薄白,脉沉细。

4.血瘀类 形体以中等偏瘦为主、腹部微硬。平素面色晦黯,皮肤偏暗或色素沉着,肌肤干,口唇暗淡或紫,舌下静脉曲张,多心悸心胸憋闷,心痛时作,两胁胀痛,善太息,形寒肢冷。舌质紫黯或有瘀斑,苔薄白,脉涩。

5.痰湿类 形体肥胖、腹部肥满松软。面部皮肤油脂较多,多汗且黏,胸闷,痰多,面色淡黄而暗,眼胞微浮,容易困倦,口黏腻或甜,身重不爽,喜食肥甘甜腻,大便正常或不实,小便不多或微混。舌淡胖,苔白腻,脉滑。

(三)心悸高危人群的逆针灸

方法1

【穴位】神门、内关、膻中、关元、足三里、气海。

【操作】75%乙醇或0.5%的碘伏棉球擦拭消毒,膻中平刺,余穴直刺。

【结果】治疗40例,治愈15例,显效12例,有效11例,无效2例,有效率95.0%。

【出处】杨娜娜,周胜红.温针灸治疗心阳不振型心悸40例[J].江西中医药,2013,44(3):47-48.

方法2

【穴位】内关、足三里。

【操作】患者取仰卧位,所取穴位常规消毒后,采用40 mm一次性毫针,针尖与皮肤呈70°向心斜刺入内关穴0.5~0.8寸,得气后行快速小幅度捻转手法1 min,力求针感向上臂及前胸扩散;足三里穴直刺得气后行快速小幅度捻转手法1 min。留针30 min,期间每10 min行针一次,每日一次,5次为一疗程,休息2日后进行下一疗程。

【结果】治疗35例,痊愈20例(57.14%),显效7例(20%),有效6例(17.14%),无效2例(5.71%),总有效率94.29%。

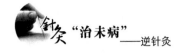
【出处】牛桦,朱月芹,何晓华.针刺治疗心脾两虚型心悸35例
[J].内蒙古中医药,2014,25:43.

二、既病防变

（一）临床表现

患者自觉心中悸动,心跳快而强,并伴有心前区不适感,甚至不
能自主。

（二）治疗

方法1

【穴位】内关、神门、郄门、厥阴俞、巨阙。

【操作】对神门和内关快速提插捻转1 min,其余穴位得气即可,
留针30 min。针灸治疗每日进行一次。

【结果】治疗25例,治愈17例,好转6例,未愈2例,总有效率
为92.0%。

【出处】付文旭.针灸配合灸甘草汤治疗心悸25例[J].河南中
医,2014,34(3):392–393.

三、愈后防复

1. 积极治疗原发病,避免诱发因素,坚持服药。

2. 起居有常,避免过劳。注意增强体质的保健锻炼,要适量、
适度。

3. 监测脉搏和心率。

4. 指导患者正确选择低脂、易消化、清淡、富营养饮食,少食
多餐。

5. 控制食盐摄入量,少饮浓茶、咖啡。

6. 保持大便通畅,切忌排便时因用力过度而发生意外。

第三节　心绞痛

一、未病先防

（一）心绞痛高危人群的范围

心绞痛高危人群一般包括有家族性心血管病病史者、常年吸烟者、高龄、高脂血症、高血压和糖尿病患者。

（二）心绞痛高危人群的中医分类

根据中医基本理论和个人体质辨识，心绞痛高危人群一般分为以下五类。

1. 血瘀类　形体以中等偏瘦为主、腹部微硬。平素面色晦黯，皮肤偏暗或色素沉着，肌肤干，口唇暗淡或紫，舌下静脉曲张，胸部刺痛，固定不移，舌质紫黯或有瘀斑，苔薄白，脉涩。

2. 痰湿类　形体肥胖、腹部肥满松软。面部皮肤油脂较多，多汗且黏，胸闷，痰多，面色淡黄而暗，眼胞微浮，容易困倦，口黏腻或甜，身重不爽，喜食肥甘甜腻，大便正常或不实，小便不多或微混。胸闷痛如窒，痛引肩背。舌淡胖，苔白腻，脉滑。

3. 气虚类　肌肉不健壮，平素语音低怯，气短懒言，肢体容易疲乏，精神不振，易出汗，面色偏黄，目光少神，唇色少华，头晕，心悸腰酸，耳鸣，胸闷隐痛，时作时止。舌淡，脉沉细。

4. 阴虚类　形体瘦长，手足心热。平素易口燥咽干，鼻微干，口渴喜冷饮，大便干燥，舌红少津少苔。胸闷痛或灼痛，心悸心烦。面色潮红、有烘热感，目干涩，视物花，唇红微干，皮肤偏干、易生皱纹，眩晕耳鸣，睡眠差，小便短涩。脉象细弦或数。

5. 阳虚类　形体胖瘦不一，平素面色晦暗，口唇色淡，畏冷，手足不温，胸闷痛气短，遇寒加重，腰酸肢冷，小便清长。舌淡，苔薄白，脉沉细。

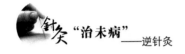

(三)心绞痛高危人群逆针灸

方法1

【穴位】心俞、厥阴俞、膻中、内关、足三里、三阴交。

【操作】患者先取俯卧位,两臂自然置于床上,皮肤常规消毒后,采 0.3 mm×25 mm 毫针,向脊柱方向采用无痛针法斜刺心俞、厥阴俞,缓慢进针 0.5~0.8 寸,行提插、捻转轻手法,待得气后留针 30 min。膻中沿皮向下斜刺;内关向上斜刺或垂直刺,有酸胀与沉重感,以针感放射至中指为佳;足三里和三阴交,得气即可留针,每 5 min 运针一次,一般留针,15~20 min。

【结果】治疗 58 例,显效例 37,有效例 16,无效 5 例,总有效率 91.38%。

【出处】刘建荣,谭英,潘文举. 针灸治疗冠心病心绞痛的临床观察[J]. 新中医,2010,42(5):68-70.

方法2

【穴位】膻中、内关、合谷、心俞、至阳。

【操作】采用毫针常规操作,施以平补平泻手法,属气虚型则气海穴针上加灸,留针 30 min,每天两次,7 天为一个疗程,连续治疗两个疗程共 14 天。

【结果】治疗 33 例,显效 12 例,有效 18 例,无效 3 例,总有效率 90.9%。

【出处】于颂华,薛莉,吉学群. 针灸治疗冠心病心绞痛 33 例临床观察[J]. 天津中医学院学报,2005,24(2):87-88.

二、既病防变

(一)临床表现

阵发性的前胸压榨性疼痛感觉,可伴有其他症状,疼痛主要位于胸骨后部,可放射至心前区于左上肢,常发生于劳动或情绪激动时,每次 3~5 min,可数日一次,也可一日数次,休息或用硝酸酯制剂后消失。

（二）治疗

方法1

【穴位】膈俞、膻中、心俞。

【操作】患者采用坐位或侧卧位,常规消毒,膈俞、心俞针刺斜向脊椎方向,进1~1.5寸,得气后留针30 min,留针期间反复捻转;膻中穴平刺0.5~1寸,得气即可,留针30 min。取针后,用艾炷每穴灸三壮,每日一次,十次为一个疗程。

【结果】本组显效104例占80%,好转18例占14%,无效8例占6%。

【出处】熊芳丽,肖亚平,黄慧.针灸治疗冠心病心绞痛130例[J].上海中医杂志,2000,19(4):18.

三、愈后防复

1. 控制盐的摄入　少吃盐,盐的主要成分是氯化钠,长期大量食用氯化钠,会使血压升高、血管内皮受损。心绞痛的患者每天的盐摄入量应控制在6克以下。

2. 控制脂肪的摄入　少吃脂肪、减少热量的摄取。高脂饮食会增加血液黏稠度,增高血脂,高脂血症是心绞痛的诱因。应尽量减少食用油的量,油类也是形成脂肪的重要物质。但可以选择含不饱和脂肪酸的植物油代替动物油,每日的总用油量应限制在5~8茶匙。

3. 避免食用动物内脏　动物内脏含有丰富的脂肪醇,例如肝、心、肾等。

4. 戒烟戒酒　众所周知,烟酒对人体有害,它不仅诱发心绞痛,也诱发急性心肌梗死。

5. 多吃富含维生素和膳食纤维的食物　如新鲜蔬菜、水果、粗粮等,多吃海鱼和大豆有益于冠心病的防治。

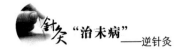

6.多吃利于改善血管的食物　如大蒜、洋葱、山楂、黑木耳、大枣、豆芽、鲤鱼等。

7.避免吃刺激性食物和胀气食物　如浓茶、咖啡、辣椒、咖喱等。

8.注意少食多餐,切忌暴饮暴食　晚餐不宜吃得过饱,以免诱发急性心肌梗死。

第四节　高血压

一、未病先防

(一)高血压高危人群的范围

高血压高危人群主要包括老年人、肥胖、吸烟、高盐人群、有高血压且长期精神紧张者。

(二)高血压高危人群的中医分类

根据中医基本理论和个人体质辨识,高血压高危人群一般分为以下四类。

1.阴虚类　形体瘦长,手足心热。平素易口燥咽干,鼻微干,口渴喜冷饮,大便干燥,舌红少津少苔。面色潮红、有烘热感,目干涩,视物花,唇红微干,头晕胀痛,烦躁易怒,眩晕耳鸣,睡眠差,小便短涩。脉象细弦或数。

2.痰湿类　形体肥胖、腹部肥满松软。面部皮肤油脂较多,多汗且黏,胸闷,痰多。面色淡黄而暗,眼胞微浮,容易困倦,口黏腻或甜,身重不爽,喜食肥甘甜腻,大便正常或不实,小便不多或微混。痰浊内蕴:头痛昏蒙,或眩晕而见头重如裹。舌淡胖,苔白腻,脉滑。

3.血瘀类　形体以中等偏瘦为主、腹部微硬。平素面色晦黯,皮肤偏暗或色素沉着,肌肤干,口唇暗淡或紫,舌下静脉曲张。头痛如刺,痛有定处,胸闷或痛,心悸怔忡,两胁刺痛,四肢疼痛或麻木,夜间尤甚。舌质紫黯或有瘀斑,苔薄白,脉涩。

4.气郁类 形体以瘦者为多。性格不稳定,忧郁脆弱、敏感多疑,对精神刺激适应能力较差。平素多闷闷不乐或烦躁易怒,善太息。舌红,苔薄白,脉弦。

(三)高血压高危人群的逆针灸

方法1

【穴位】太冲、足三里、丰隆、三阴交、关元。

【操作】毫针针刺关元、足三里、丰隆、三阴交、太冲穴,行平补平泻法,得气后留针 20 min,期间行针三次,每日治疗一次,十次为一个疗程,共进行三个疗程,疗程间休息 5 天,共治疗 40 天。

【结果】治疗有效。

【出处】赵东杰,范群丽.针刺对高血压病胰岛素抵抗的影响[J].中国针灸,2003,23(3):165 - 167.

方法2

【穴位】曲池、合谷、内关、足三里

【操作】针刺双侧曲池、合谷、内关、足三里。施用平补平泻手法,留针 30 min,留针 15 min 时行针。每日一次,10 天为一个疗程,治疗两个疗程,疗程间隔一周。

【结果】25 例中显效 19 例(1 级 3 例、2 级 10 例、3 级 6 例),有效 4 例(2 级 1 例、3 级 3 例),无效 2 例(2 级 1 例、3 级 1 例),有效率为 92.0% 。

【出处】李吉梅.针刺为主治疗顽固性高血压 25 例[J].河南中医,2005,25(1):65.

二、既病防变

(一)临床表现

头晕、头痛、眼花、耳鸣、失眠、乏力、注意力不集中。

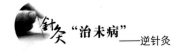

（二）治疗

方法1

【穴位】太冲、合谷、曲池。

【操作】依常规方法进针，得气后平补平泻，留针30 min。

【结果】治疗62例，显效24例，有效22例，无效16例，总有效率74.19%。

【出处】靳聪妮.针刺降压组穴治疗轻中度高血压病临床疗效观察[J].中华中医药学刊,2010,28(8):1651－1652.

方法2

【穴位】太冲。

【操作】患者取平卧位，碘伏消毒，使用一次性无菌针快速进针，向涌泉穴方向斜刺（与皮肤成45°）0.5～0.8寸后行中强刺激。留针20 min，每5～10 min捻针一次。每日一次，连续针刺7天。

【结果】疗效明显。

【出处】郝培远.针刺太冲穴治疗肝阳上亢型高血压病30例临床观察[J].中医杂志,2009,50(11):999－1001.

方法3

【穴位】风池、曲池、内关、足三里、丰隆、太冲。

【操作】用0.30～40 mm毫针，常规消毒后，风池穴针尖方向朝向喉结进针30 mm，曲池、足三里、丰隆直刺30 mm，内关、太冲直刺20 mm;曲池、太冲施以提插捻转泻法，捻转频率约为160转/分，其余穴位采用平补平泻手法，以上穴位以患者有明显酸胀感、但不难受为宜。留针30 min，每天治疗一次，连续4周。

【结果】治疗30例，显效16例，有效10例，无效4例，总有效率为86.7%。

【出处】黄凡.针刺治疗痰瘀阻络型高血压病临床观察[J].中国针灸,2007,27(6):403－406.

三、愈后防复

1.合理膳食　适宜的食品——米饭、粥、面、面类、葛粉、汤、芋类、软豆类。牛肉、猪瘦肉、白肉鱼、蛋、牛奶、奶制品(鲜奶油、酵母乳、冰淇淋、乳酪)、大豆制品(豆腐、纳豆、黄豆粉、油豆腐)。植物油、少量奶油、沙拉酱。蔬菜类(菠菜、白菜、胡萝卜、番茄、百合根、南瓜、茄子、黄瓜)水果类(苹果、橘子、梨、葡萄、西瓜)。海藻类、菌类宜煮熟才吃。

应忌的食品——番薯(产生腹气的食物)、干豆类;味浓的饼干类;脂肪多的食品(牛、猪的)五花肉、排骨肉、鲸鱼、鲱鱼、金枪鱼及其加工品(香肠),动物油、生猪油、熏肉、油浸沙丁鱼;纤维硬的蔬菜(牛蒡、竹笋、豆类);刺激性强的蔬菜(香辛蔬菜、芫荽、芥菜、葱、芥菜)。控制能量的摄入,限制脂肪的摄入,适量摄入蛋白质,多吃含钾、钙丰富而含钠低的食品,限制盐的摄入量,多吃新鲜蔬菜,水果。适当增加海产品摄入。

2.适量运动　①勿过量或太强太累,要采取循序渐进的方式来增加活动量。②注意周围环境气候:夏天避免中午艳阳高照的时间;冬天要注意保暖,防中风。③穿着舒适吸汗的衣服:选棉质衣料,运动鞋等是必要的。④选择安全场所:如公园、学校,勿在巷道、马路边。⑤进行运动时,切勿空腹,以免发生低血糖,应在饭后2小时。

3.戒烟限酒。

4.心理平衡　避免情绪激动及过度紧张、焦虑。

5.自我管理　按时吃药,规律监测血压,保持心情舒畅。

6.按时就医。

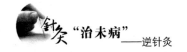

第五节 不 寐

一、未病先防

(一)不寐高危人群的范围

不寐高危人群主要包括免疫力差的人、酗酒的人、嗜烟的人、生活在化学物浓度较高环境的人。

(二)不寐高危人群的中医分类

根据中医基础理论和个人体质辨识,不寐高危人群一般分为以下四类。

1.阳虚类 最主要特征是怕冷,四肢凉,喜饮热饮,不喜冷饮,女性可有痛经、经期拖后,闭经等。多有性欲及性功能低下,男性容易出现阳痿、早泄等性功能障碍。性格偏内向,情绪比较低。体型偏胖,但肌肉松软,不结实。易出汗,甚至不活动也可出汗。面色多偏白而无光泽,舌质胖,有齿痕,色淡,苔白。大便稀薄,可有完谷不化,夜尿偏多。

2.阴虚类 是和阳虚体质是相对而言的。自觉发热,如手、足心发热,并自觉心胸烦热。或在午后到傍晚时觉得烘热,早上则不明显,常感到头昏、腰酸腿软和耳鸣。夜间可有盗汗。常常口干,喜喝偏凉的水。性格较急躁,偏外向,体型偏瘦,面色多红,以两颧部为主,舌质红或淡红,苔薄白或苔少甚无苔。大便多干,小便短赤。

3.血瘀类 是指各种原因引起的体内气血运行不畅,导致的血液瘀积于局部。其特征是有瘀斑,或大或小,或有疼痛,多为刺痛,且疼痛位置多固定。血瘀体质性格多内向,爱生气,容易心烦,容易忘事。体型多偏瘦,容易牙龈出血,皮肤多干燥,头发容易脱落,指甲不平,有条状或点状白色花纹。面色常偏暗,可有斑,唇色紫暗,舌质暗红或紫,有瘀斑或瘀点。大便偏干,有时排黑便。小便短赤。

4.气郁类 是由于长期情志不畅、气机郁滞而导致的以性格内向、敏感多疑为主要特征的体质状态。一般表现为不容易开心,容易生气,女性常会感到乳房胀痛,以月经前明显,经常叹气,感觉咽部有东西卡在那里,吐之不出,咽之不下。食欲差,睡眠质量差,容易失眠。体型多消瘦,面色晦暗,没有光泽,舌质淡红或暗红,舌苔薄白或厚腻。小便多正常,大便干燥或溏薄。

(三)不寐高危人群逆针灸

方法1

【穴位】神门、百会、内关、四神聪、涌泉。

【操作】针具、穴位常规消毒,选用30号1.5~2寸不锈钢毫针。所有腧穴常规针刺;需注意的是,以上针刺均以病患者睡前2小时处于安静状态下治疗为佳,得气后留针30 min,每天一次,3周为一疗程。

【结果】治疗35例,治愈12例,显效18例,有效2例,无效3例,总有效率91.4%。

【出处】粟春生.针灸治疗失眠35例临床观察[J].云南中医中药杂志,2014,35(9):62.

方法2

【穴位】安眠穴、百会、四神聪、神门、照海、申脉。

【操作】选用1.5~2寸毫针。嘱病人卧位或坐位,暴露穴位,先针刺安眠、百会、四神聪、神门、申脉、照海等穴,四神聪,针尖朝向百会穴,平刺进针0.5寸,快速捻转,局部产生酸胀感;1.5寸毫针刺申脉(行泻法),照海(行补法),捻转至局部产生酸胀感,其余穴位得气后留针30 min,期间行针2~3次。每天针刺一次,取双侧穴位,7天为一疗程。共治三个疗程。

【结果】50例患者治疗三个疗程后,行2个月的随访,其中治愈30例,显效18例,无效2例,总有效率达到92%。

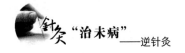

【出处】李如祥,王艳红.针灸治疗失眠50例疗效观察[J].云南中医中药杂志,2013,34(11):58.

方法3

【穴位】百会、内关、三阴交、神门、申脉、照海、肾俞、太溪、心俞。

【操作】诸穴针刺深度以得气为度,均施以平补平泻手法,留针30 min,每日一次,2周为一个疗程。

【结果】60例患者中,临床治愈22例,显效18例,有效13例,无效7例,有效率90.0%。

【出处】高世毅,何圣三.交通心肾针法治疗顽固性失眠60例[J].中医药临床杂志,2014,26(4):392-393.

二、既病防变

(一)临床表现

入睡困难,睡后易醒,醒后不能再寐,时寐时醒,容易被惊醒,对声音或灯光敏感,或彻夜不寐,并常伴有日间精神不振、反应迟钝、体倦乏力等症状。

(二)治疗

方法1

【穴位】足三里、神门、合谷、太冲、安眠、印堂、神庭;辨证配穴:心脾两虚型加三阴交、心俞、脾俞;心肾不交型加内关、太溪、大陵;肝阳上亢型加肝俞、肾俞;脾胃不和型加脾俞、胃俞、中脘。

【操作】按先主穴后配穴的原则进行针刺。患者仰卧位,选用0.25 mm×40 mm一次性无菌针灸针,穴位常规消毒后,快速刺入皮内,然后缓慢进针。其中神门、太冲、印堂、神庭宜浅刺,合谷、太冲行捻转泻法,足三里行捻转补法,足三里穴针柄处插上1节约2 cm左右的艾炷进行温灸,针刺留针30 min。配穴针刺方法同前,俯卧取穴,留针15 min。每日一次,十次为一疗程,每个疗程间休息2~3天,连续治疗三个疗程。

【结果】治疗30例,痊愈8例,显效13例,有效8例,无效1例,总有效率96.7%。

【出处】求晓恩.温针灸足三里为主治疗失眠30例[J].中国中医药科技,2013,20(5):561-562.

方法2

【穴位】神门、三阴交、百会、安眠、神庭。

【操作】穴位皮肤碘伏消毒后,选用1.5寸一次性无菌毫针,采用无痛进针法,针刺得气后,在双侧三阴交、神门穴上接通电针仪,选用连续波,刺激强度以患者感觉舒适为度,留针30 min。上法每日治疗一次,5次为一个疗程,共治疗两疗程,疗程间休息2~3天。

【结果】治疗140例,治愈89例,好转44例,无效7例,总有效率为95%。

【出处】杨立峰,何晓华,肖银香.电针治疗失眠症140例[J].陕西中医,2014,35(10):1407-1408.

方法3

【穴位】百会、四神聪、头维、太阳、印堂、风池、足三里。

【操作】每日一次,每次留针1小时。每晚睡前口服三七粉3 g。

【结果】观察组痊愈11例,显效28例,有效55例,无效6例,总有效率为94%;对照组痊愈12例,显效23例,有效54例,无效11例,总有效率为89%。

【出处】陈兰亭.三七粉联合针刺治疗气虚血瘀型失眠症100例临床观察[J].山东医药,2009,49(29):98-99.

三、愈后防复

1.保持乐观、知足常乐的良好心态。对社会竞争、个人得失等有充分的认识,避免因挫折致心理失衡。

2.建立有规律的一日生活制度,保持人的正常睡—醒节律。

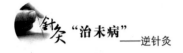

3. 创造有利于入睡的条件反射机制。如睡前半小时洗热水澡、泡脚、喝杯牛奶等,只要长期坚持,就会建立起"入睡条件反射"。

4. 白天适度的体育锻炼,有助于晚上的入睡。

5. 养成良好的睡眠卫生习惯,如保持卧室清洁、安静、远离噪音、避开光线刺激等;避免睡觉前喝茶、饮酒等。

6. 自我调节、自我暗示。可做一些放松的活动,也可反复计数等,有时稍一放松,反而能加快入睡。

7. 限制白天睡眠时间,除老年人白天可适当午睡或打盹片刻外,应避免午睡或打盹,否则会减少晚上的睡意及睡眠时间。

8. 饮食上需要注意忌辛辣、油腻、高盐以及容易胀气,容易让人兴奋的食物,而应该多吃含矿物质丰富、含卵磷脂丰富以及碱性的食物。

第六节　痫　证

一、未病先防

(一)痫证高危人群的范围

痫证高危人群主要包括低血糖症的成年人、苯丙酮尿症患者、患有急性间歇性血卟啉症的成年人、低血钙症的成年人。

(二)痫证高危人群的中医分类

根据中医基本理论和个人体质辨识,痫证高危人群一般分为以下七类。

1. 平和类　无明显不适。

2. 气虚类　经常觉得累,性格比较偏内向,体形有胖也有瘦,但肌肉松软,脸色偏白,舌质淡红,喝水不多,常有排便困难,但大便多稀薄,小便清长。

3. 湿热类　口中有异味,黏腻感,眼眵多,常有气短,睡眠不佳,容易烦躁,反胃,口渴但不欲饮,自觉身体发热,但体温正常,手、脚心常出汗,性格比较急躁,体型显得比较壮实,精力充沛,容易发湿疹,且不易治愈。皮肤偏油性,容易长痘,嘴唇发紫或发红,牙齿发黄,牙龈呈深红色或暗红色,苔黄腻,舌红少津,有裂纹。大便经常黏滞不爽,味大。女性可见白带偏多,黏稠而发黄,异味大,或外阴瘙痒。小便量少,但次数较多而且发黄,有点混浊而不清亮。

4.痰湿类　咽喉部常有异物感,皮肤偏油,黏腻不爽,身上常感沉重无力、觉得胸闷、腹部胀满不适。性格多随和沉稳,有忍耐力,做事有条理,务实谨慎。体型多胖,且多腹部脂肪较多。面部皮肤光泽,发白或偏暗,口中甜腻感,舌体胖,有齿痕,苔白厚腻。大便多黏稠,排便不通畅,有淋漓不净感。

5.血瘀类　有瘀斑,或大或小,再就是会有疼痛,多为刺痛,且疼痛位置多固定。血瘀体质性格多内向,爱生气,容易心烦,容易忘事。体型多偏瘦,容易牙龈出血,皮肤多干燥,头发容易脱落,指甲不平,有条状或点状白色花纹。面色常偏暗,可有斑,唇色紫暗,舌质暗红或紫,有瘀斑或瘀点。大便偏干,有时排黑便。小便短赤。

6.气郁类　容易生气,女性常会感到乳房胀痛,以月经前明显,经常叹气,咽部像是有东西卡在那里,吐之不出、咽之不下。食欲差,睡眠质量差,容易失眠。体型多消瘦,面色晦暗,没有光泽,舌质淡红或暗红,舌苔薄白或厚腻。小便多正常,大便干燥或溏薄。

7.阴虚类　自觉发热,如五心烦热,指两手两足心发热,并自觉心胸烦热。或在午后到傍晚的时候觉得烘热,早上则不明显,常感到头昏、腰酸腿软和耳鸣。夜间可有盗汗。常常口干,喜喝偏凉的水。性格较急躁,偏外向,体型偏瘦,面色多红,以两颧部为主,舌质红或淡红,苔薄白或苔少甚无苔。大便多干,小便短赤。

(三)痫症高危人群逆针灸

方法1

【穴位】身柱、至阳、脊中、腰阳关、长强。

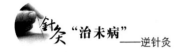

【操作】身柱、至阳、脊中、腰阳关穴均向上斜刺0.5~1.0寸;长强穴紧贴尾骨前面斜刺0.8~1寸。

【结果】治疗1 000例,治愈695例(69.5%),好转234例(23.4%),无效71例(7.1%),总有效率92.9%。

【出处】孙仁平.小针刀拔罐加埋线治疗癫痫病1 000例体会[J].中国针灸,1999,9:547-548.

二、既病防变

(一)临床表现

短暂的感觉障碍,肢体抽搐,意识丧失,行为障碍或自主神经功能异常。

(二)治疗

方法1

【穴位】百会、双侧风池、完骨、神门穴。

【操作】改良"合刺"针法即为当穴位前后左右4个方向斜刺,每一个方向各留1支针,一穴四针,留针行气。百会穴采用改良合刺法,操作如上。完骨进针1寸,针尖向鼻尖,风池进针1.2寸,针尖向对侧目睛,均采用捻转手法,平补平泻,以120次/分,捻转2 min。神门穴进针0.3寸,刺中即止,留针候气。以上穴位操作后均留针30 min。

【结果】60例中近期治愈14例,显效22例,有效19例,治愈率和总有效率分别为23.33%、91.66%。

【出处】陈枫.改良合刺针法治疗癫痫100例临床疗效观察[J].世界中医药,2008,3(4):231-232.

三、愈后防复

1.养成良好的生活习惯,按时休息,保证充足睡眠,避免过度劳累。特别保持愉快的精神、乐观的情绪,注意避免不良精神刺激。

可经常聆听和缓的音乐,科学家表示,莫扎特的乐曲对癫痫症有辅助疗效,可减少癫痫发作次数。

2.对于曾经强直—痉挛发作的病人一次饮水不要过量,以免诱发。

3.饮食要有规律,每餐按时进食,避免饥饿和暴饮暴食。进食清淡、易消化、富于营养的食物,多食蔬菜水果,避免辛辣等刺激性强的食物,酸性及富含维生素 B_6 的食物可减少发作。戒烟酒。避免受凉、淋雨及用过冷过热的水淋浴。

4.癫痫发作已被控制,症状缓解,无精神异常者可适当活动与工作。但不宜从事高空、水上、炉旁、驾驶或高压电机房等危险性工作,不宜参加剧烈运动和重体力劳动。尽量避免某些特发因素,如闪光、音乐、惊吓等;减少声光刺激,可使用窗帘、滤声器等。

5.癫痫发作较频繁者,应限制在室内活动,必要时卧床休息并加护栏,防止跌伤。如有发作先兆,应尽快找一安全地点平卧,并于上下齿间咬上纱布或手帕。平时随身携带疾病治疗卡,以利发作时及时得到抢救和治疗。

6.确诊癫痫患者,应坚持服药 2～5 年不间断,为防止遗忘,可于固定地方放置药物,并于每日固定时间服用。

第八章　脾胃系疾病

第一节　便　秘

一、未病先防

（一）便秘高危人群的范围

便秘高危人群一般指具有不良饮食习惯、长期的精神压力大、有器质性病变、体弱多病的、滥用泻药或灌肠、有不良排便习惯的人群；长时间服用解痛药（如阿托品等）、镇痛药（如吗啡、度冷丁等）、抗胆碱药（如胃舒平）、抗贫血药、抗癌药的人群等。

（二）便秘高危人群的中医分类

根据中医基本理论和个人体质辨识，便秘高危人群一般分为以下五类。

1. 平和类　无明显不适。

2. 阳虚类　形体胖瘦不一，平素面色晦暗，口唇色淡，畏冷，手足不温。月经后期，量少色淡，腰酸肢冷，小便清长，性欲淡漠。舌淡，苔薄白，脉沉细。

3. 气郁类　形体以瘦者为多。性格不稳定，忧郁脆弱、敏感多疑，对精神刺激适应能力较差。平素多闷闷不乐或烦躁易怒，善太息。月经后期或经期先后不定，月经量少，乳房胀痛。舌红，苔薄白，脉弦。

4. 湿热类　形体偏胖或苍瘦，性格多急躁易怒，平素面垢油光，易生痤疮粉刺,身重困倦,眼睛红赤,小便短赤,男性易阴囊潮湿,女性易带下增多。舌质偏红,苔黄腻,脉象多见滑数。

5.阴虚类 形体瘦长,手足心热。平素易口燥咽干,鼻微干,口渴喜冷饮,舌红少津少苔。面色潮红、有烘热感,目干涩,视物花,唇红微干,皮肤偏干、易生皱纹,眩晕耳鸣,睡眠差,小便短涩。脉象细弦或数。

(三)便秘高危人群逆针灸

方法1

【穴位】神阙穴。

【操作】将中药吴茱萸10~15 g捣碎加适量75%的酒精浸湿装入自制的小布袋中,置脐部,在脐部上方用热毛巾湿敷,每天两次,每次1小时。

【结果】①排便量方面:治疗组显效18例、有效7例、无效5例;②大便性状方面:治疗组有效率为63%;③排便畅快感方面:治疗组有效率为73%。

【出处】覃向红.中药吴茱萸敷脐部治疗长期卧床患者便秘的效果观察[J].广西医科大学学报,2006,9(23):230.

方法2

【穴位】天枢穴。

【操作】华佗牌针灸针,规格为0.32 mm×100 mm,直刺,瘦人2.5寸,胖人3寸,轻微均匀前后捻转,局部酸胀痛感。针刺每日一次,五次为一疗程。休息2天后,继续下一疗程,共观察治疗两疗程。

【结果】治愈率57.7%,总有效率100.0%,治疗期间及结束后均无泄泻、腹痛、恶心呕吐等不良反应。

【出处】刘志顺,郑成哲,张维等.深刺天枢治疗老年性便秘近期观察[J].中国针灸,2004,24(3):155-156.

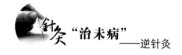

二、既病防变

（一）临床表现

便意少，便次也少；排便艰难、费力；排便不畅；大便干结、硬便，排便不净感；便秘伴有腹痛或腹部不适。部分患者还伴有失眠、烦躁、多梦、抑郁、焦虑等精神心理障碍。

（二）治疗

方法1

【穴位】神阙。

【操作】将中药吴茱萸10～15 g捣碎加适量75%的酒精浸湿装入自制的小布袋中，置脐部，在脐部上方用热毛巾湿敷，每天两次，每次1小时。适用于长期卧床患者便秘。

【结果】①排便量方面：治疗组显效18例、有效7例、无效5例；②大便性状方面：治疗组有效率为63%；③排便畅快感方面：治疗组有效率为73%。

【出处】覃向红.中药吴茱萸敷脐部治疗长期卧床患者便秘的效果观察[J].广西医科大学学报,2006,9(23):230.

方法2

【穴位】肺俞、脾俞、肝俞、肾俞、三焦俞、大肠俞。

【操作】患者取俯卧位，得气后肺俞、脾俞、肝俞、肾俞行捻转补法。三焦俞、大肠俞行捻转泻法。留针30 min，每日一次，五次为一疗程。

【结果】治疗组有效率为98%，治愈率为64%。

【出处】夏春发，黄丽萍，刘国强.针刺背俞穴治疗老年性便秘45例[J].陕西中医,2006,27(1):95－96.

方法3

【穴位】大肠俞、天枢、支沟、上巨虚。随证配穴，实秘加合谷、曲池、中脘、行间；虚秘加脾俞、胃俞；寒秘灸神阙、气海。

【操作】取大肠经募穴及下合穴为主,实秘用泻法,虚秘、寒秘用补法,针灸并用。

【结果】治愈50例,显效18例,好转4例。

【出处】杨秀丽,董璐,张长凯等.慢传输型便秘72例针灸临床观察[J].辽宁中医杂志,2006,33(2):213.

三、愈后防复

1. 注意饮食的调理,合理膳食,以清淡为主,多吃粗纤维的食物及香蕉、西瓜等水果,勿过食辛辣厚味或饮酒过度。

2. 每早按时如厕,养成定时大便的习惯。

3. 保持心情舒畅,加强身体锻炼,特别是腹肌的锻炼,有利于胃肠功能的改善。

4. 避免滥用泻药:滥用泻药会使肠道的敏感性减弱,形成对某些泻药的依赖性,造成便秘。

5. 摩腹仰卧于床上用右手或双手叠加按于腹部,顺时针做环形而有节律的抚摸力量适度动作流畅,时间3~5 min。按揉天枢穴、关元穴、提拿腹肌各1 min,每天一次,防止复发。

第二节　肠易激综合征

一、未病先防

(一)肠易激综合征高危人群的范围

肠易激综合征高危人群一般是指长期处于精神压力大的生活状态下,不良饮食习惯的人群;肠道感染以后、肠道菌群失调、遗传因素等。

(二)肠易激综合征高危人群的中医分类

根据中医基础理论和个人体质辨识,肠易激综合征高危人群一

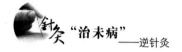

般分为以下六类。

1.平和类 无明显不适。

2.气郁类 形体以瘦者为多。性格不稳定,忧郁脆弱、敏感多疑,对精神刺激适应能力较差。平素多闷闷不乐或烦躁易怒,善太息。月经后期或经期先后不定,月经量少,乳房胀痛。舌红,苔薄白,脉弦。

3.气虚类 肌肉不健壮,平素语音低怯,气短懒言,肢体容易疲乏,精神不振,易出汗;面色偏黄,目光少神,唇色少华,头晕,心悸腰酸,耳鸣,月经色淡,经量少质稀。舌淡,脉沉细。

4.痰湿类 形体肥胖、腹部肥满松软。面部皮肤油脂较多,多汗且黏,胸闷,痰多。面色淡黄而暗,眼胞微浮,容易困倦,口黏腻或甜,身重不爽,喜食肥甘甜腻,小便不多或微混。经行延后,甚或闭经,带下量多,形体肥胖,胸闷泛恶。舌淡胖,苔白腻,脉滑。

5.湿热类 形体偏胖或苍瘦,性格多急躁易怒,平素面垢油光,易生痤疮粉刺,身重困倦,眼睛红赤,大便燥结,或黏滞,小便短赤,男性易阴囊潮湿,女性易带下增多。舌质偏红,苔黄腻,脉象多见滑数。

6.阳虚类 形体胖瘦不一,平素面色晦暗,口唇色淡,畏冷,手足不温。月经后期,量少色淡,腰酸肢冷,小便清长,性欲淡漠。舌淡,苔薄白,脉沉细。

(三)肠易激综合征高危人群逆针灸

方法1

【穴位】神阙穴。

【操作】白芷、石榴皮、胡椒三味,按 6∶3∶1 比例调配。研粉备用。每次取 2 g 贴脐,隔日 1 次,4 周为 1 个疗程。

【结果】总有效率94%。

【出处】顾仲仲.健脾运湿汤联合脐部敷贴治疗腹泻型肠易激

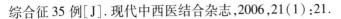

综合征 35 例[J].现代中西医结合杂志,2006,21(1):21.

方法 2

【穴位】神阙穴。

【操作】白术、山药、茯苓、丁香、五倍子等组成,混合超微粉碎,密封备用。面圈的制作,先以温开水调面粉成圆圈状(周长约 12 cm,粗约 2 cm),面圈的中间孔应与患者本人脐孔大小一致(直径约 1.5 cm),备用;令患者仰卧位,充分暴露脐部,用 75% 酒精在脐局部常规消毒后,将面圈绕脐 1 周,取少许麝香(如小米粒大)置于脐内,然后取上述药末适量(约 8 ~ 10 g),填满脐孔,用艾炷(直径约 2 cm,高约 2 cm)置于药末上,连续施灸 10 壮,约 2 小时。灸后用医用胶布固封脐中药末,2 天后自行揭下,并用温开水清洗脐部。每周治疗 2 次,4 周为 1 个疗程,治疗 1 个疗程后评定疗效。

【结果】治愈 13 例,明显好转 15 例,好转 6 例,无效 1 例。

【出处】张中原.脐灸法治疗脾虚型肠易激综合征 35 例[J].河南中医,2012,32(4):482 - 483.

方法 3

【穴位】中脘、天枢、肺俞、大肠俞、脾俞、足三里;肝郁脾虚型加肝俞,脾胃虚弱型加胃俞,脾肾阳虚型加肾俞、命门。

【操作】将老姜切成 1 mm 厚的姜片,上置直径和高均为 1 cm 的圆锥形艾炷,点燃,待患者感觉皮肤发烫时取下姜片,敷上膏药。膏药制作:参照《张氏医通》白芥子灸处方:白芥子和延胡索各 30 g、甘遂和细辛各 15 g 打粉,人工麝香 1.5 g,用姜汁适量调成干湿适中的膏状,并切成长宽高均为 1 cm 的块状。将药块准确地贴于选好的穴位上,然后用 10 cm × 10 cm 的医用胶布固定。一般在农历三伏天的初、中、末伏的第一天进行贴敷治疗(如果中伏为 20 天,间隔 10 天可加贴一次),在三伏天期间也可以进行贴敷,间隔 7 ~ 10 天贴敷一次。一般三次为一疗程。一个疗程治疗结束后随访 1 个月

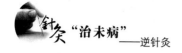
观察疗效。

【结果】治愈:腹泻消失或者基本消失,计 30 例,占 75.0%;显效:腹泻明显改善,计 5 例,占 12.5%;无效:腹泻无明显好转,甚或加重,计 5 例,占 12.5%。

【出处】宋福学,张荣华.三伏灸治疗腹泻型肠易激综合征 40 例[J].中国针灸,2011,31(2):153-154.

二、既病防变

(一)临床表现

肠易激综合征(IBS)是一组持续或间歇发作,以腹痛、腹胀、排便习惯和(或)大便性状改变为临床表现,而缺乏胃肠道结构和生化异常的肠道功能紊乱性疾病。

(二)治疗

方法 1

【穴位】足三里、天枢。

【操作】用电针刺激足三里和天枢穴,频率设定为 40 Hz,波宽 500 fs,输出电流 10 mA,刺激 2 秒,停 3 秒,以患者能耐受为度,每日两次,每次 30 min,疗程均为 4 周。

【结果】两组治疗后,PF、RP、BP、GH、VT、SF、RE 和 MH 八个维度均明显好转(均 $P < 0.05$)。其中,治疗组对 VT、SF 和 MH 的改善较药物对照组明显(均 $P < 0.05$)。

【出处】彭随风,杨家耀,石拓等.电针治疗便秘型肠易激综合征患者的临床观察[J].中国中西医结合消化杂志,2013,21(8):426-428.

方法 2

【穴位】中脘、天枢、大横、气海、足三里、上巨虚、下巨虚、三阴交,有失眠、焦虑者配神门、大陵。

【操作】采用 0.25 mm×40 mm 一次性针灸针,常规进针后行平补平泻手法,留针 30 min 后出针,留针时加用自制灸盒放在患者腹部,使灸盒能覆盖气海、天枢、大横穴为宜,内置 2 枚艾炷(底部直径约 2 cm,高约 2 cm)进行艾灸,待灸完后再放置相同的 2 枚艾炷进行艾灸,灸完后即治疗结束,每天一次,逢双休日停止治疗,10 次为一疗程,疗程间休息 1 周,共治疗两个疗程。

【结果】治疗结果两组病例经过两个疗程的治疗,均取得明显疗效。单纯针刺组和针刺加温盒灸组总有效率分别达到 92.1% 和 97.4%。

【出处】徐福.针刺加温盒灸治疗便秘型肠易激综合征疗效观察[J].浙江中医药大学学报,2013,37(4):464-465.

方法 3

【穴位】天枢(双),上巨虚(双),太冲(双),足三里(双)。

【操作】直刺 0.5~1.5 寸,行平补平泻手法,留针 20~30 min,每日一次。2 周为一疗程,治疗一疗程后观察疗效。

【结果】治疗组总有效率 88.9%,对照组总有效率 77.8%。

【出处】窦宝峰,王威,徐日.针刺治疗便秘型肠易激综合征对照研究[J].实用中医内科杂志,2012,26(12):80-81.

三、愈后防复

1. 放松心情,多做深呼吸,多进行户外活动。
2. 生活饮食注意,少吃对肠胃刺激性较强的东西。
3. 服用一些对调整肠道菌群比较有效的东西。

第三节 功能性消化不良

一、未病先防

(一)功能性消化不良高危人群的范围

功能性消化不良高危人群一般是指饮食不规律、运动锻炼较

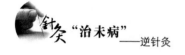

少、常处于精神紧张或抑郁状态下的人群等。

（二）功能性消化不良高危人群的中医分类

根据中医基础理论和个人体质辨识,功能性消化不良高危人群一般分为以下五类。

1. 平和类　无明显不适。

2. 痰湿类　形体肥胖、腹部肥满松软。面部皮肤油脂较多,多汗且黏,胸闷,痰多。面色淡黄而暗,眼胞微浮,容易困倦,口黏腻或甜,身重不爽,喜食肥甘甜腻,小便不多或微混。经行延后,甚或闭经,带下量多,形体肥胖,胸闷泛恶。舌淡胖,苔白腻,脉滑。

3. 阳虚类　形体胖瘦不一,平素面色晦暗,口唇色淡,畏冷,手足不温,月经后期,量少色淡,腰酸肢冷,小便清长,性欲淡漠。舌淡,苔薄白,脉沉细。

4. 气郁类　形体以瘦者为多。性格不稳定,忧郁脆弱、敏感多疑,对精神刺激适应能力较差。平素多闷闷不乐或烦躁易怒,善太息。月经后期或经期先后不定,月经量少,乳房胀痛。舌红,苔薄白,脉弦。

5. 阴虚类　形体瘦长,手足心热。平素易口燥咽干,鼻微干,口渴喜冷饮,舌红少津少苔。面色潮红、有烘热感,目干涩,视物花,唇红微干,皮肤偏干、易生皱纹,眩晕耳鸣,睡眠差,小便短涩。脉象细弦或数。

（三）功能性消化不良高危人群逆针灸

方法 1

【穴位】冲阳、丰隆、足三里、梁丘,均取双侧。

【操作】采用双手进针法,进针后行捻转(90°~180°)、提插(幅度 0.3~0.5 cm),平补平泻,以得气为度,留针 30 min,留针过程中每 10 min 行针一次,时间 10 秒,每日一次。三组均以 7 天为一疗程。共治疗 14 天。

【结果】A 组总有效率93.3%,B 组总有效率73.3%,C 组总有效率33.3%。

【出处】杨敏,张红星,邹燃.针刺对功能性消化不良症状及胃动力的影响[J].中国康复,2009,24(2):100 – 102.

方法2

【穴位】足三里(单侧)、中脘、胃俞(单侧)、肝俞(单侧)。

【操作】采用8 号注射针头套上30 号1.5 寸毫针制成的埋线针,穿入2.0 号羊肠线1 cm,足三里直刺1 ~ 1.3 寸,中脘直刺1 寸,胃俞、肝俞向脊柱斜刺1 寸,得气后埋入羊肠线。20 天埋线一次,左右穴交替,共三次。

【结果】穴位埋线可较长时间调整胃肠功能,增强胃肠蠕动,促进胃排空,取得了良好的临床疗效。

【出处】邓元江,刘卫英,陈乐华.穴位埋线治疗功能性消化不良的疗效观察[J].中国中医药信息杂志,2003,10(6):83 – 84.

方法3

【穴位】中脘、神阙。

【操作】患者仰卧位,在中脘和神阙穴各切厚约2 cm 的生姜一片,在中心处回针穿刺数孔,上置艾炷(将艾绒搓紧,捻成麦粒状或上尖下大的圆锥状),用线香点燃艾炷,施灸时如感觉灼热不可忍受时,可将姜片向上提起,衬一些纸片或干棉花,放下再灸,直到局部皮肤潮红为止。可以反复施灸,直到病人感到胃脘部无胀闷感为度。

【结果】经2 个月治疗后,上腹部消化道症状得到了明显减轻或消失。治愈率为65%,总有效率为96.7%。

【出处】章振宇.灸法治疗功能性消化不良60 例报告[J].中医药临床杂志,2006,18(1):61 – 64.

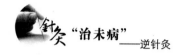
方法 4

【穴位】神门、肝、脾、胃、小肠、三焦。

【操作】耳穴用 75% 酒精棉球消毒后,用 0.5 cm 的胶布将王不留行籽固定于耳穴上。

【结果】此方法总有效率达到 100%,取得了满意的疗效。

【出处】张立丽.耳压治疗功能性消化不良 20 例[J].江苏中医,2001,22(12):44.

二、既病防变

(一)临床表现

功能性消化不良(FD)又称消化不良,是指具有上腹痛、上腹胀、早饱、嗳气、食欲不振、恶心、呕吐等不适症状,经检查排除引起上述症状的器质性疾病的一组临床综合征。症状可持续或反复发作,病程超过 1 个月或在过去的 12 个月中累计超过 12 周。

(二)治疗

方法 1

【穴位】足三里、上巨虚、下巨虚、太冲、内庭,均取双侧穴。

【操作】皮肤常规消毒后,将毫针垂直快速刺入穴位,足三里、上巨虚、下巨虚行提插捻转针法使之得气,太冲、内庭行捻转针法使之得气,然后留针 30 min,每隔 8~10 min 行针一次,使所刺穴位处出现较强的酸胀感。以上治疗每天一次。7 天为一个疗程,疗程与疗程之间休息 3 天。共治疗 2~3 个疗程。

【结果】治愈 13 例,显效 23 例,好转 17 例,无效 7 例。愈显率为 60%,总有效率达 88.33%。

【出处】郭钦源.针刺治疗功能性消化不良 60 例临床疗效观察[J].按摩与康复医学,2011,2(6):50-51.

方法 2

【穴位】神庭、双侧本神、中脘、双侧足三里、双侧内关。

【操作】其中神庭及双侧本神,针尖向后平刺1.2～1.3寸,针体紧贴颅骨骨膜,使针刺局部有较强酸胀感;中脘直刺1.5～1.8寸,缓慢进针,不提插不捻转;双侧足三里及内关直刺1.2寸。以上穴位均采用平补平泻手法,得气后将韩氏电针仪电极连接于双侧本神穴,采用2 Hz连续波,电针强度以患者能耐受为度。主、配穴均留针20 min,针刺每周3次,隔日一次,周六、日休息,疗程4周,共12次。

【结果】治疗组经过4周治疗后阈值饮水量及饱足饮水量较疗前均有明显提高,经统计学分析(成组设计资料t检验)差异有统计学意义($P < 0.01$),而对照组则无此表现。

【出处】张维,李颂伊.针刺安神和胃法治疗功能性消化不良疗效观察[J].北京中医药,2011,30(6):446－447.

方法3

【穴位】内关、公孙、列缺、照海、上巨虚、下巨虚。

【操作】常规穴位消毒,直刺,平补平泻,留针20 min,每日一次,10天为一疗程。

【结果】治疗组:好转34例(75.6%),有效8例(17.8%),无效3例(6.7%),总有效率为93.3%;对照组:好转23例(51.1%),有效16例(35.6%),无效6例(13.3%),总有效率为86.7%。两组总有效率比较有显著性差异($P < 0.05$)。

【出处】赵亚萍,刘晓辉,丁敏.针刺八脉交会穴和下合穴治疗功能性消化不良45例临床观察[J].江苏中医药,2005,26(9):30.

方法4

【穴位】中脘、内关(双)、足三里(双),配三阴交(双)、合谷(双)。

【操作】用平补平泻手法得气后留针,并用G6805电针仪接足三里、三阴交穴刺激20 min。每日一次,共21次。

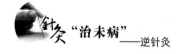
【结果】针刺组总有效率为93.7%,与药物组82.26%;针刺组显效率为63.33%,药物组则为43.14%。

【出处】周圆,郑嘉岗.针刺治疗功能性消化不良64例临床观察[J].上海针灸杂志,2004,23(7):16-18.

三、愈后防复

1.减轻精神压力,适当体育锻炼,合理饮食结构等。

2.需要注意与器质性疾病鉴别,注意随访跟踪。

第四节 呕 吐

一、未病先防

（一）呕吐高危人群的范围

呕吐高危人群一般是指生活不规律、有不良饮食习惯、体虚久病先天或后天不足、情志失调郁怒思虑的人群等。

（二）呕吐高危人群的中医分类

根据中医基本理论和个人体质辨识,呕吐高危人群一般分为以下五类。

1.平和类 无明显不适。

2.气虚类 肌肉不健壮,平素语音低怯,气短懒言,肢体容易疲乏,精神不振,易出汗;面色偏黄,目光少神,唇色少华,头晕,心悸腰酸,耳鸣,月经色淡,经量少质稀。舌淡,脉沉细。

3.痰湿类 形体肥胖、腹部肥满松软。面部皮肤油脂较多,多汗且黏,胸闷,痰多。面色淡黄而暗,眼胞微浮,容易困倦,口黏腻或甜,身重不爽,喜食肥甘甜腻,大便正常或不实,小便不多或微混。经行延后,甚或闭经,带下量多,形体肥胖,胸闷泛恶。舌淡胖,苔白腻,脉滑。

4.气郁类　形体以瘦者为多。性格不稳定,忧郁脆弱、敏感多疑,对精神刺激适应能力较差。平素多闷闷不乐或烦躁易怒,善太息。月经后期或经期先后不定,月经量少,乳房胀痛。舌红,苔薄白,脉弦。

5.阳虚类　形体胖瘦不一,平素面色晦暗,口唇色淡,畏冷,手足不温。月经后期,量少色淡,腰酸肢冷,小便清长,性欲淡漠。舌淡,苔薄白,脉沉细。

(三)呕吐高危人群逆针灸

方法1

【穴位】中魁、中脘、内关、足三里、公孙。

【操作】局部常规消毒,用0.38 mm×50 mm毫针刺入,平补平泻,中等刺激,留针20~30 min,10次为一疗程,休息3天。两疗程后评定疗效。

【结果】治愈80例,显效4例,总有效率100%。

【出处】赵昌栋,郭迎喜,关宪彪.针灸中魁穴为主治疗神经性呕吐84例[J].针灸临床杂志,2000,16(4):49-50.

二、既病防变

(一)临床表现

呕吐是指胃内容物或一部分小肠内容物通过食管逆流出口腔的一种复杂的反射动作,呕吐可将有害物质从胃排出人体从而起保护作用,属于自动防卫行为,但持久而剧烈的呕吐可引起水电解质紊乱。

(二)治疗

方法1

【穴位】内关(双)、足三里(双)。

【操作】用5 ml注射器一具抽取维生素B 4 ml、胃复安2 ml备用。用络合碘消毒穴位,取穴后右手持注射器排尽空气,对准穴位

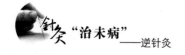

直刺1.5～2寸后无回血,当患者有酸、胀感觉后即为得气,得气后边注射边退后0.5～1 cm,推注药液约1.5 ml。然后拔出并压迫穴位。

【结果】效果显著者17例,即穴位注射一次有效;效果良好者14例,即穴位注射两次后有效;效果差者1例,即穴位注射四次后有效。

【出处】张兔梅,梁淑珍.双侧足三里、内关穴注射治疗呕吐32例疗效观察[J].临床医药实践杂志,2003,12(2):140-141.

方法2

【穴位】三阴交、关元、足三里、太冲。

【操作】令患者仰卧位,将艾条的一端点燃,对准三阴交,距离2 cm左右,艾灸5～10 min,以皮肤红晕为度。然后灸关元穴,方法同前,只是艾灸的时间可以略短,以局部感觉温热而无灼热为度。每日一次,脾胃虚弱型加灸足三里(双),肝胃不和者加灸太冲(双),方法同灸三阴交。

【结果】治疗组和对照组的痊愈率分别为96.7%和58.9%,经统计学处理有显著性差异($P<0.01$)。

【出处】范永军,朱明,富春风.艾灸治疗妊娠呕吐151例疗效观察[J].中国针灸,1995,(1):11.

方法3

【穴位】足三里、内关穴。

【操作】常规消毒后,毫针针刺得气后留针20 min,留针期间每5 min行针一次。穴位注射:常规消毒皮肤,用5 ml一次性注射器抽取维生素B_6注射液50 mg,直刺一侧足三里1～1.5寸,得气后回抽无回血,推药0.5 ml,另一侧同法注射。以上方法每日治疗一次,三次为一疗程,疗程间休息2天,治疗两个疗程后观察疗效。

【结果】43例中治愈35例占81.4%,有效8例占18.6%,总有效率100%。

【出处】毛卫平.针刺结合穴位注射治疗妊娠呕吐43例[J].浙江中医杂志,2012,47(7):499.

三、愈后防复

1. 起居有常,生活有节,避免风寒暑湿秽浊之邪的入侵。

2. 保持心情舒畅,避免精神刺激。

3. 饮食方面应注意调理,饮食不宜过多,勿食生冷瓜果等。

4. 对呕吐不止的病人,应卧床休息,密切观察病情变化。服药时,尽量选择刺激性气味小的,否则随服随吐,更伤胃气。根据病人情况,以热饮为宜,并可加入少量生姜或姜汁。

第五节 胃 痛

一、未病先防

(一)胃痛高危人群的范围

胃痛高危人群一般是指有不良饮食习惯、有不良生活习惯、工作压力大、精神紧张、容易生气的人群等。

(二)胃痛高危人群的中医分类

根据中医基础理论和个人体质辨识,胃痛高危人群一般分为以下四类。

1. 平和类 无明显不适。

2. 阳虚类 形体胖瘦不一,平素面色晦暗,口唇色淡,畏冷,手足不温。月经后期,量少色淡,腰酸肢冷,小便清长,性欲淡漠。舌淡,苔薄白,脉沉细。

3. 气郁类 形体以瘦者为多。性格不稳定,忧郁脆弱、敏感多疑,对精神刺激适应能力较差。平素多闷闷不乐或烦躁易怒,善太

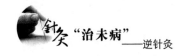

息。月经后期或经期先后不定,月经量少,乳房胀痛。舌红,苔薄白,脉弦。

4.阴虚类 形体瘦长,手足心热。平素易口燥咽干,鼻微干,口渴喜冷饮,大便干燥,舌红少津少苔。面色潮红、有烘热感,目干涩,视物花,唇红微干,皮肤偏干、易生皱纹,眩晕耳鸣,睡眠差,小便短涩。脉象细弦或数。

(三)胃痛高危人群逆针灸

方法1

【穴位】中脘穴、下脘、内关、足三里。

【操作】先将艾条切成 2 cm 长的艾段,然后再把老姜切成0.1 cm厚的姜片,在姜片的中央穿一小孔。将穴位常规消毒,针刺得气后,把穿有小孔的姜片,从针柄的末端穿过,使姜片贴于皮肤上,再将艾段插在针柄顶端,艾段约同针柄顶端齐平,最后在艾段靠近皮肤一端将其点燃,艾段徐徐燃烧,使针和姜片变热,艾段燃完后,除去灰烬。每穴连续灸 3 壮,每日治疗一次,15 天为一疗程,疗程间休息 5 天。

【结果】治愈 47 例,好转 28 例。总有效率100%。

【出处】张静.隔姜温针灸治疗脾胃虚寒型胃痛 75 例[J].上海针灸杂志,2000,19(3):17.

方法2

【穴位】中脘、足三里、内关、公孙、三阴交。

【操作】常规消毒后,平补平泻,中等刺激,留针 30 min,每穴每隔 10 min 施以捻转手法各 1 min,每日治疗一次,十次为一疗程,疗程间休息 2 天,治疗三个疗程后观察疗效。

【结果】痊愈 5 例,显效 6 例,有效 9 例,无效 5 例,总有效率80%。

【出处】彭娜,李金香,刘密等.腹穴按摩法结合针刺治疗慢性胃炎的临床观察[J].中医药学报,2013,41(4):83－86.

二、既病防变

（一）临床表现

其疼痛的性质表现为胀痛、隐痛、刺痛、灼痛、闷痛、绞痛等,其中尤以胀痛、隐痛、刺痛常见。可有压痛,按之其痛或增或减,但无反跳痛。其痛有呈持续性者,也有时作时止者。其痛常因寒暖失宜,饮食失节,情志不舒,劳累等诱因而发作或加重。本病证常伴有食欲不振、恶心呕吐,吞酸嘈杂等症状。

（二）治疗

方法1

【穴位】中脘、足三里、神阙穴。

【操作】药饼的制作:(1)虚寒胃痛药物组成:附子、黄连、肉桂、木香、红花、丹参等量加工成粉,混匀备用。用时每只药饼取药粉2.5 g加黄酒3 g调拌成厚糊状,用药饼模具按压成直径2.3 cm、厚0.5 cm大小药饼。将鲜姜切成直径3 cm、厚0.3 cm薄片。(2)脾虚泄泻药物组成:党参、黄芪、云苓、白术、陈皮、甘草等量加工成粉,混匀备用。药饼做法同上。把药饼放置穴位备用(其中虚寒胃痛把切好的鲜姜片放在药饼下面)上置纯艾绒做成底面直径为1 cm重2 g的圆锥体艾炷,每次燃3壮,灸5天休息2天,1个月为一疗程。

【结果】临床治愈21例,显效6例,好转2例,无效1例,有效率96.7%。

【出处】王晓燕.隔药饼灸对虚寒胃痛和脾虚泄泻患者免疫功能的影响[J].中国针灸,2004,24(11):756－758.

方法2

【穴位】(1)饮食积滞证:中脘、足三里、内关、里内庭等穴。(2)肝气犯胃证:期门、中脘、内关、足三里、太冲等穴。(3)脾胃虚寒证:内关、公孙、中脘、足三里、脾俞、气海。耳穴疗法穴取:胃、脾、

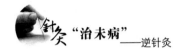

肝、胆、交感、神门等穴。

【操作】(1)饮食积滞证与肝气犯胃证,均每日针刺一次,每次20~30 min,留针期间行针1~2次,治疗10次为一个疗程,均用泻法。(2)脾胃虚寒证:针刺内关、公孙、中脘、足三里,每日一次,每次20 min;艾条雀啄灸中脘、足三里、脾俞,每穴灸3~5 min;隔姜灸气海,艾炷如黄豆大,每日灸5~7壮,治疗10次为一个疗程。耳穴操作:每次选用2~3穴,毫针浅刺,留针20~30 min,留针期间捻针1~2次;也可用王不留行贴压,嘱患者每日自行按压3~5次,每次2~3 min,自觉耳穴处发热、胀痛,按压时力度要适中。两耳交替进行,隔日一次,治疗10次为一个疗程。

【结果】本组32例,临床治愈(胃痛及伴随症状消失)20例,好转(胃痛减轻,其他不适症状也缓解)10例,无效(治疗前后,胃痛及其伴随症状无明显改变)2例。总有效率93.8%。

【出处】郑史妹.针灸结合耳穴治疗胃痛32例[J].江西中医药,2010,4:72.

方法3

【穴位】中脘。

【操作】穴位常规消毒后,用2寸毫针迅速准确地刺入1.5寸左右,行捻转手法,平补平泻,待出现针感后留针20~30 min,其间每5 min行针一次,行针时间以30秒为宜。待胃痛明显好转后,令病人吸气收腹,再慢慢放松腹肌,如此反复进行5~10次。胃畏寒者,可加艾条灸,效果更佳。如身边无针,可以指代针压此穴3~5 min,同样可以起到止痛的作用。

【结果】1次治愈(疼痛消失)28例,2~3次治愈42例,4次以上治愈13例,所治83例均治愈,总有效率为100%。

【出处】金鹏,白慧宁,王建忠.针刺中脘穴治疗胃痛83例[J].中国民间疗法,2011,19(8):16.

三、愈后防复

1. 应设法消除诱发因素。避免对胃有刺激的辣、硬的饮食及药物,治疗口腔及咽喉部慢性感染等。

2. 从中医角度看来,小腿肚内侧系足太阴脾经、足厥阴肝和足少阴肾经循行之处,故按捏这一部位,对上述经络所在的穴位均有一定刺激作用;对膝以下的远端穴位除此有局部治疗作用外,尚可治疗经络所系之脏器的病痛。足太阴脾经与脾胃相关联,故而捏按此处可能治疗胃之疾患。

3. 少量多餐,忌机械性、化学性刺激的食物和生冷的食物。

4. 宜供给丰富的蛋白质及多种维生素的食物,如新鲜嫩叶蔬菜。

5. 进食易消化无刺激性的食物,如半流质或少渣饮食。

第六节　泄　泻

一、未病先防

(一)泄泻高危人群的范围

泄泻高危人群一般是指常处于精神压力大的状态下、有不良饮食习惯、有家族病史的人群等。

(二)泄泻高危人群的中医分类

根据中医基本理论和个人体质辨识,泄泻高危人群一般分为以下三类。

1. 平和类　无明显不适。

2. 阳虚类　形体胖瘦不一,平素面色晦暗,口唇色淡,畏冷,手足不温。月经后期,量少色淡,腰酸肢冷,小便清长,性欲淡漠。舌淡,苔薄白,脉沉细。

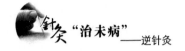

3. 气郁类　形体以瘦者为多。性格不稳定,忧郁脆弱、敏感多疑,对精神刺激适应能力较差。平素多闷闷不乐或烦躁易怒,善太息。月经后期或经期先后不定,月经量少,乳房胀痛。舌红,苔薄白,脉弦。

（三）泄泻高危人群逆针灸

方法1

【穴位】小肠、大肠、脾、交感、肾、神门、耳迷路、三焦。

【操作】穴位消毒后,将耳豆压在上述穴位上。

【结果】痊愈25例,好转11例,无效2例。

【出处】冯军,王坚.耳压治疗慢性腹泻的临床观察[J].针灸临床杂志,1995,11(6):17.

方法2

【穴位】神阙穴。

【操作】隔药灸神阙穴。

【结果】治疗慢性腹泻78例,结果显效51例,有效23例,无效3例,总有效率为96%。

【出处】江淑红,杨翠玉,李鹏业.神阙穴隔药灸治疗慢性腹泻78例[J].中国民间疗法,2004,12(2):18-19.

方法3

【穴位】①中脘、气海、足三里(双);②大肠俞(双)、天枢(双)、上巨虚(双)。

【操作】采用隔姜灸,两组穴位交替使用。

【结果】治疗慢性腹泻87例,总有效率为90.8%。

【出处】刘秀华,王保卫,张霞等.隔姜灸治疗慢性腹泻临床观察[J].中华中医药学刊,2007,25(1):58.

二、既病防变

（一）临床表现

泄泻以排便次数增多,粪便稀薄,甚至如水样为主要临床表现。

（二）治疗

方法1

【穴位】百会、天枢、足三里、三阴交。

【操作】等患者得气后留针30 min,其间行针一次,每天针一次,4次为1疗程。

【结果】治疗60例慢性腹泻中老年患者,结果总有效率为96.6%。

【出处】王敏华,江勇,王敏等.针刺治疗中老年慢性功能性腹泻60例[J].中国针灸,2004,24(3):207.

方法2

【穴位】双侧足三里穴。

【操作】取用药:维生素B_1 100 mg/2 ml,山莨菪碱(654 - 2)10 mg/2 ml(腹泻每日10次以下则不用),每日一次,3次一个疗程,1~2个疗程后评定疗效。

【结果】11例痊愈,34例好转,1例治疗2个疗程后改用中药汤剂口服半月也痊愈。

【出处】张桂芹.穴位注射治疗慢性腹泻46例[J].辽宁中医药大学学报,2007,9(6):88.

方法3

【穴位】"脐中四边穴"、中脘、大横、关元;配穴:足三里、上巨虚、三阴交、阴陵泉。

【操作】采用仰卧位,充分暴露腹部。治疗前先准备较多的厚约2~5 mm的鲜姜薄片,在其中央用针扎上数孔,搓捏20~30个大小约2 cm×2.5 cm的大艾炷,形如圆锥状。在脐中及其周边四个

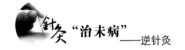

穴位同时施灸,均用补法,每个穴位连续施灸三壮或五壮,当患者有灼热感时轻轻拍打皮肤,或将姜片移开片刻以减轻痛感,直至局部皮肤潮红湿润为度。其余诸穴常规针刺操作,针用补法,留针 20 ~ 30 min,每间隔 10 min 行针一次,快速捻转针体,频率约 120 次/分,持续约 1 min,使之经气保留。隔日一次,10 次为一个疗程,每疗程间休息 3 天。

【结果】3 个疗程之后,患者腹痛症状消失,大便成形,未再腹泻。

【出处】张镭潇,吴佳,兰颖等.隔姜灸"脐中四边穴"配合体针治疗慢性腹泻临床举隅[J].陕西中医,2013,34(7):909 – 910.

三、愈后防复

1. 起居有常,注意调畅情志,保持乐观心志,慎防风寒湿邪侵袭。

2. 饮食有节,宜清淡、富营养、易消化食物为主,可使用一些对消化吸收有帮助的食物,如山楂、山药、莲子、扁豆、芡实等。避免进食生冷不洁食物,忌食难消化或清肠润滑食物。

3. 忌食辛辣、肥甘厚味、荤腥油腻食物;某些对牛奶、面筋等不耐受者宜禁食。

4.《针灸资生经》:"若灸溏泄,脐中第一,三阴交等穴,乃其次也。"因此,对于经常易腹泻者应常灸肚脐、三阴交等穴,以防止复发。

第九章　肝胆系疾病

第一节　胆囊炎

一、未病先防

（一）胆囊炎高危人群的范围

胆囊炎高危人群一般是指常食用高胆固醇高脂肪、缺乏运动锻炼、有多次生育史、40岁以上人群等，且女性的发病率大于男性。

（二）胆囊炎高危人群的中医分类

根据中医基础理论和个人体质辨识，胆囊炎高危人群一般分为以下三类。

1. 平和类　无明显不适。

2. 气郁类　形体以瘦者为多。性格不稳定，忧郁脆弱、敏感多疑，对精神刺激适应能力较差。平素多闷闷不乐或烦躁易怒，善太息。月经后期或经期先后不定，月经量少，乳房胀痛。舌红，苔薄白，脉弦。

3. 湿热类　形体偏胖或苍瘦，性格多急躁易怒，平素面垢油光，易生痤疮粉刺，身重困倦，眼睛红赤，大便燥结，或黏滞，小便短赤，男性易阴囊潮湿，女性易带下增多。舌质偏红，苔黄腻，脉象多见滑数。

（三）胆囊炎高危人群逆针灸

方法1

【穴位】体针组：胆俞、太冲、阳陵泉、内关；耳针组：胰、胆、交

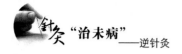

感、神门。

【操作】体针组:采用快刺手法,即进针快,刺激强,不留针。得气痛止起针,一日两次。耳针组采用5分毫针点刺放血后将一粒磁珠胶布贴压耳穴上,3天更换一次,左右耳交替进行。6天一疗程,疗程间隔3天。

【结果】治愈18例,显效15例,好转5例,无效2例。

【出处】石尚忠.耳体针治疗慢性胆囊炎疗效观察[J].中国针灸,1998,11:651-952.

方法2

【穴位】针刺主穴:阳陵泉、太冲;配穴:胃脘疼痛不适者加中脘、足三里、内关;湿热蕴结加曲池、阴陵泉;伴有结石者加足临泣、胆俞。耳针取穴:肝、胆、心、神门、内分泌。

【操作】针刺手法采用毫针泻法,留针30~60 min,每日一次,10次为一疗程,休息1~2天,再做下一疗程。耳针采用掀针或中药王不留行用胶布贴压,每日按贴一耳,吩咐患者自行按压数次。

【结果】治愈52例,有效44例,无效4例。

【出处】沈麒根,黄德仙.针灸治疗胆囊炎100例疗效观察[J].针灸临床杂志,2003,19(5):14.

二、既病防变

(一)临床表现

疼痛多为右上腹剧痛、绞痛或为持续性胀痛,多在夜间发生。恶心、呕吐、畏寒、寒战、发热,少数患者可见黄疸。

(二)治疗

方法1

【穴位】耳穴:胰胆、十二指肠、耳背肝区、耳迷根、内分泌、皮质下、交感、神门。体针:主穴,丘虚、阳陵泉、日月、胆囊穴;配穴,胃脘疼痛不适加中脘、足三里、内关;湿热蕴结加曲池、阴陵泉;伴有结石加足临泣、胆俞;腹胀呕吐加中脘、内关、足三里;肝内胆管结石加太冲;伴发热加大椎、曲池、合谷;肝郁重加太冲、期门;气滞重加三阴交。

【操作】耳部常规消毒,将耳豆贴于上述穴位。每次只贴一侧,隔3天复贴对侧,按压每日三次,垂直按压每穴5次。按压强度以患者耐受为度,效果以患者自觉耳部发热为佳。每月为一个疗程,共治疗三个疗程。体针主穴用平补平泻法,配穴按补虚泻实的原则采用补法或泻法。每次留针30 min,每10 min行针1次。隔日治疗一次,每月为一个疗程,共治疗三个疗程。

【结果】耳穴贴压结合体针治疗组治疗前后症状、体征评定总有效率优于口服胆清片对照组($P < 0.05$);在改善胆囊壁厚度方面,治疗组优于对照组($P < 0.05$)。

【出处】李修阳.耳穴贴压结合体针治疗慢性胆囊炎33例临床疗效观察[J].云南中医学院学报,2013,36:66–68.

三、愈后防复

1. 规律进食,早餐必吃。规律进食,可使胆囊收缩有规律,而吃早餐对胆囊有很大影响,食物能促进在胆囊内淤积的一夜的胆汁及时排出,长期胆汁淤积浓缩会刺激胆囊造成胆囊炎。

2. 适当限制饮食中脂肪和胆固醇的含量。会导致胆固醇结石的形成。

3. 多食富含维生素C、维生素A的食物,补充富含纤维素的蔬菜。维生素C可以抑制胆固醇转化为胆汁酸;维生素A可以促进胆道上皮修复,减少胆囊炎的发生。

4. 大量饮水。应进大量水分(1 500～2 000毫升),以稀释胆汁。

5. 讲究卫生,预防蛔虫等寄生虫感染。生吃瓜果必须洗净,饭前便后要洗手。

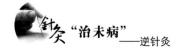

6.调节情绪。胆汁分泌、胆囊的收缩和胆汁的排放,都由大脑指挥协调,长期精神紧张抑郁可导致内脏机能紊乱,胆汁流通不畅,胆囊内胆汁淤积,胆汁成分之间比例失调,使胆囊炎复发。

7.适度运动。适度运动可以减少胆固醇吸收,促进代谢,促进胆汁流动;改善情绪。

8.配合药物,按照医嘱服药,预防胆囊炎的反复发作。

第二节　胆结石

一、未病先防

(一)胆结石高危人群的范围

胆结石高危人群一般是指肝硬化病人、体重超过正常标准15%的肥胖者、不良饮食习惯者、受日光照射过多者、缺乏运动锻炼者、体内有蛔虫者、有胆结石家族史者等,且女性多于男性。

(二)胆结石高危人群的中医分类

根据中医基础理论和个人体质辨识,胆结石高危人群一般分为以下三类。

1.平和类　无明显不适。

2.气郁类　形体以瘦者为多。性格不稳定,忧郁脆弱、敏感多疑,对精神刺激适应能力较差。平素多闷闷不乐或烦躁易怒,善太息。月经后期或经期先后不定,月经量少,乳房胀痛。舌红,苔薄白,脉弦。

3.湿热类　形体偏胖或苍瘦,性格多急躁易怒,平素面垢油光,易生痤疮粉刺,身重困倦,眼睛红赤,大便燥结,或黏滞,小便短赤,男性易阴囊潮湿,女性易带下增多。舌质偏红,苔黄腻,脉象多见滑数。

（三）胆结石高危人群逆针灸

方法1

【穴位】右侧期门、梁门、日月、胆俞、肝俞、阳陵泉、胆囊穴。

【操作】进针得气后，接电针仪 G6805－Ⅱ，用疏密波通电刺激 60 min，电流量调节到病人最大耐受量为度，前后 20 min 频率为 100 Hz 的电刺激，中间 20 min 给予频率为 600 Hz 的电刺激，每日一次，10 天为一疗程，观察两个疗程。

【结果】治愈 24 例，显效 18 例，好转 10 例，无效 8 例。

【出处】宋曼萍. 变频电针治疗胆石症的临床观察［J］. 中国针灸，2006，26（11）：772－774.

方法2

【穴位】用右上腹、右肋缘上下及肩、背部压痛区的穴位。压痛区内常用穴有：①鸠尾透巨阙、幽门；②右日月透期门、腹哀；③上脘透中脘、梁门；④右肝俞、右胆俞；⑤阳陵泉。根据病情五组穴每次埋线可选用 2～3 组穴，交替应用。

【操作】选穴后行常规皮肤消毒. 用 1% 奴夫卡因局麻穴位后，采用特制埋线针，将消毒过的长 0.5～1 cm 的羊肠线送入穴位肌层。鸠尾透巨阙、幽门采用平刺，先透巨阙、再透幽门，均进针 1.5～2 寸。日月透期门、腹哀，先平刺透期门进针约 1.5 寸，再透腹哀约 40 度角刺入 1.5 寸。上脘透中脘、梁门均采用 45 度角刺入 1.5～2 寸。凡埋线穴位在推入羊肠线后要适当破坏穴位下脂肪组织，然后从穴位挤出少许血液，敷压针眼。7～15 天治疗一次，3～5 次为一疗程。

【结果】治愈率 60%，总有效率 100%。

【出处】李国臣. 腹部穴位埋线法治疗胆结石 869 例临床观察［J］. 中国针灸，1997，11：681－682.

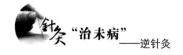

二、既病防变

（一）临床表现

胆绞痛病人常在饱餐、进食油腻食物后或睡眠中体位改变时发生，疼痛多位于右上腹多上腹部，呈阵发性，或者持续性疼痛阵发性加剧。上腹或者右上腹隐痛，或有饱胀不适、嗳气、呃逆等伴随症状。很少会有黄疸出现。

（二）治疗

方法1

【穴位】①膈俞、肝俞、胆俞、胃俞；②太冲（左）、足三里（左）、丘墟（右）、阳陵泉（右）、中脘、期门（右）、内关（右）。肝气郁结型加内关、膻中、太冲，肝胆湿热型加阴陵泉、丰隆、内庭，瘀血内阻型加血海、三阴交、合谷，肝阴不足型加三阴交、太溪、曲泉。

【操作】操作：采用直径 0.3 mm、长 40 mm 毫针，视人体肥瘦直刺 20～25 mm，行平补平泻法，肝俞、胆俞针上加拔罐，留罐 20 min，留针 30 min，取针后在背后上至膈俞下至胃俞，右侧至胁肋部肝胆区域内拔闪罐，至局部皮肤潮红为度；中脘、期门温和灸至局部皮肤潮红，两组穴位交替使用。隔天一次，10 次为一疗程，治疗一个疗程。

耳穴贴压：每次针灸后行耳穴贴压，采用生王不留行籽贴压耳穴肝、胆、肾、小肠、大肠、脾、胃、内分泌、皮质下区，每次一耳，耳郭内、耳背前后对应贴，两耳交替。贴后嘱患者每天不断按压。

【结果】痊愈 39 例，好转 73 例，无效 8 例，总有效率为 93.3%。

【出处】杨杰科. 针刺为主综合疗法治疗胆结石 120 例［J］. 中国针灸，2012，32（8）：713－714.

三、愈后防复

1. 规律三餐；少食油腻的食品。高脂饮食是胆结石患者的大敌。因为高脂饮食也可以引起胆囊收缩、胆囊结石更易嵌顿,故肥肉、猪油、花生米也宜少吃。严格控制食用动物的肝、脑、肾及鱼子、蛋黄等含胆固醇较高的食物。常食米面及瘦肉、鱼、豆类等制品与含维生素 A、B、C 较多的蔬菜、瓜果等,要注意保持大便通畅。

2. 注意勿受凉。注意及时保暖,居室温度适宜,因为受寒可使全身机体抵抗力降低诱致急性发作,同时不宜饮食过饱,尤其不可暴饮暴食,因为这样容易促使胆汁大量分泌,胆囊强烈收缩,引起发炎、绞痛等。

3. 患胆结石的人勿劳累,因劳累出汗及紧张,均可引起全身机体失调,体液的丢失,内分泌的增加都有可能诱发胆绞痛。

4. 避免不合理的快速减肥;适当增加运动。

5. 烟、酒、浓茶与咖啡均属刺激性物品,它可刺激胃酸分泌过多而致胆囊收缩素发出胆绞痛,故平日应少吸烟、少饮酒,少喝咖啡、浓茶,宜多饮开水,多食米汤、稀粥、藕粉、豆浆、杏仁茶等清淡的饮料和食品,以减低胆汁黏滞度,促进胆汁分泌和顺利排泄。少食醋、杨梅、葡萄、苹果、山楂、话梅及其他过酸食物,因酸性食物可刺激十二指肠分泌胆囊收缩素,引起胆囊收缩而致胆绞痛的发作。

第三节　肝　炎

一、未病先防

(一)肝炎高危人群的范围

肝炎高危人群一般是指肥胖者、嗜酒者、年龄 40 岁以上者、平素嗜食肥甘厚腻者、缺乏运动锻炼者、吃饭不规律者、长期营养不良者等。

(二)肝炎高危人群的中医分类

根据中医基础理论和个人体质辨识,肝炎高危人群一般分为以

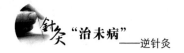

下六类。

1. 平和类　无明显不适。

2. 湿热类　形体偏胖或苍瘦,性格多急躁易怒,平素面垢油光,易生痤疮粉刺,身重困倦,眼睛红赤,大便燥结,或黏滞,小便短赤,男性易阴囊潮湿,女性易带下增多。舌质偏红,苔黄腻,脉象多见滑数。

3. 气郁类　形体以瘦者为多。性格不稳定,忧郁脆弱、敏感多疑,对精神刺激适应能力较差。平素多闷闷不乐或烦躁易怒,善太息。月经后期或经期先后不定,月经量少,乳房胀痛。舌红,苔薄白,脉弦。

4. 阴虚类　形体瘦长,手足心热。平素易口燥咽干,鼻微干,口渴喜冷饮,大便干燥,舌红少津少苔。面色潮红、有烘热感,目干涩,视物花,唇红微干,皮肤偏干、易生皱纹,眩晕耳鸣,睡眠差,小便短涩。脉象细弦或数。

5. 血瘀类　形体以中等偏瘦为主、腹部微硬。平素面色晦黯,皮肤偏暗或色素沉着,肌肤干,口唇暗淡或紫,舌下静脉曲张。多伴月经推后,痛经、闭经或伴有经色紫黯有块。舌质紫黯或有瘀斑,苔薄白,脉涩。

6. 阳虚类　形体胖瘦不一,平素面色晦暗,口唇色淡,畏冷,手足不温。月经后期,量少色淡,腰酸肢冷,小便清长,性欲淡漠。舌淡,苔薄白,脉沉细。

(三)肝炎高危人群逆针灸

方法1

【穴位】主穴:①足三里、太冲;②肝愈、胆俞、脾俞(或胃俞)。配穴:脘胀纳差加中脘;恶心呕吐加内关、内庭;胁痛加支沟、阳陵泉、期门(或章门);黄疸加阳纲;腹胀腹泻加天枢、关元;苔腻湿重加三阴交(或阴陵泉);气虚加气海(或关元);血瘀加膈俞。

【操作】根据虚实情况,施以补泻手法,以提插捻转为主,酌加灸治。每日针治一次,每次留针30 min,10～15 min行针一次。3个月为一个疗程,两组穴位可交替使用,或左右穴位交叉应用。

【结果】临床治愈率70%,总有效率达85%。

【出处】张伯顺,陶明忠,邱茂良.针灸治疗慢性肝炎60例[J].南京中医药大学学报,1997,13(5):290-291.

方法2

【穴位】主穴为中脘、气海、双侧足三里、双侧阳陵泉。配穴为双侧曲池、合谷、三阴交。

【操作】采用0.35 mm×50 mm毫针直刺30～40 mm,得气后施平补平泻手法,留针30～40 min,每隔10 min行针一次。取陈艾绒枣核大裹中脘、气海、双侧足三里、双侧阳陵泉(有腹水者加三阴交)针尾处点燃,依病情灸5～7壮,以知热、局部皮肤潮红为度。每日一次,15次为一个疗程。休息3～5天继续第2个疗程,2～3个疗程后评价疗效。

【结果】总有效率100%。

【出处】栗书元.温针灸治疗慢性乙型肝炎50例疗效观察[J].山西中医学院学报,2009,10(6):33-34.

二、既病防变

(一)临床表现

常见症状有食欲减退、腹胀、厌油腻食物、恶心、呕吐、易疲倦,少数病人会出现黄疸症状。

(二)治疗

方法1

【穴位】足三里、阳陵泉、阴陵泉、太冲、三阴交穴。

【操作】在常规治疗基础上,针灸足三里、阳陵泉、阴陵泉、太冲、三阴交等穴,每天一次,阳陵泉、阴陵泉、太冲采用泻法,足三里、

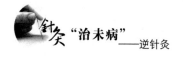

三阴交两穴采用平补平泻法,留针 30 min。三组均以 8 周为一疗程。

【结果】生化指标复常时间:TBIL:46 ± 12 天,ALT:33 ± 7 天,AST:32 ± 5 天,ALP:32 ± 4 天,r – GT:31 ± 7 天。

【出处】衷学军,陆定波,罗欣拉等.针灸治疗淤胆性肝炎疗效观察[J].陕西中医学院学报,2006,29(4):17 – 18.

三、愈后防复

1.一旦发病,应及时治疗,坚持长期服药,并定期检查肝功能及病毒指标,争取肝功能在 3 个月至半年内稳定在正常范围内,有助于身体状况改善。

2.保持心情舒畅,避免情绪剧烈波动,禁怒,树立战胜疾病的信心。劳逸结合、畅情志:肝炎患者出院后,会有一定的心理负担,肝主情致,肝炎的发展很大程度上也取决于个人的免疫状态,而免疫状态又与个人情绪密切相关。过重心理负担,情致不畅只会影响预后,对病情毫无益处。所以,对于乙肝患者来说,乐观地面对现实,以一颗平常的心态面对疾病。对病情的预后是很有帮助的。

3.禁烟酒,养成健康的生活习惯:病人切忌过度劳累。可适当散步、打太极拳,进行一些舒缓的体育运动。保证充足的睡眠,提倡摄入高蛋白,低脂肪,热量适当和富含维生素及各种微量元素的饮食。

4.讲究卫生,避免传染,并注意消毒隔离。

第四节　脂肪肝

一、未病先防

(一)脂肪肝高危人群的范围
脂肪肝高危人群一般是指超重及肥胖者脂肪肝的患病率明显

高于体重正常者、长期大量饮酒者、2 型糖尿病患者、高脂血症患者等。

（二）脂肪肝高危人群的中医分类

根据中医基础理论和个人体质辨识,脂肪肝高危人群一般分为以下五类。

1. 平和类　无明显不适。

2. 痰湿类　形体肥胖、腹部肥满松软。面部皮肤油脂较多,多汗且黏,胸闷,痰多。面色淡黄而暗,眼胞微浮,容易困倦,口黏腻或甜,身重不爽,喜食肥甘甜腻,大便正常或不实,小便不多或微混。经行延后,甚或闭经,带下量多,形体肥胖,胸闷泛恶。舌淡胖,苔白腻,脉滑。

3. 血瘀类　形体以中等偏瘦为主、腹部微硬。平素面色晦黯,皮肤偏暗或色素沉着,肌肤干,口唇暗淡或紫,舌下静脉曲张。多伴月经推后,痛经、闭经或伴有经色紫黯有块。舌质紫黯或有瘀斑,苔薄白,脉涩。

4. 气郁类　形体以瘦者为多。性格不稳定,忧郁脆弱、敏感多疑,对精神刺激适应能力较差。平素多闷闷不乐或烦躁易怒,善太息。月经后期或经期先后不定,月经量少,乳房胀痛。舌红,苔薄白,脉弦。

5. 阳虚类　形体胖瘦不一,平素面色晦暗,口唇色淡,畏冷,手足不温。月经后期,量少色淡,腰酸肢冷,小便清长,性欲淡漠。舌淡,苔薄白,脉沉细。

（三）脂肪肝高危人群逆针灸

方法 1

【穴位】主穴为中脘、天枢、期门、带脉、阳陵泉、丰隆、三阴交、太冲;配穴脾虚湿阻型加水分、阴陵泉,胃热湿阻型加内庭、上巨虚、腹结,肝郁气滞型加气海、血海,脾肾两虚型加关元、太溪。

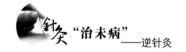
【操作】穴位常规消毒后,取 0.32 mm×40 mm 毫针,针刺深度 15~30 mm。四肢穴位进针后行提插捻转手法,患者有酸麻胀重感后停止手法;腹部穴位应用苍龟探穴法,最后将针垂直置于腹部肌层,以术者感觉针下有阻挡感、患者有明显的胀感为度;带脉斜刺,针尖指向肚脐,患者有酸胀感后停止进针。手法完毕后用 XS−998C 光电治疗仪置于双侧天枢、带脉,选用疏密波脉冲,电流强度以病人能耐受为度,留针 30 min。前 10 天每日一次,后隔日一次,共治疗 3 个月。

【结果】治愈 11 例,占 36.7%;显效 5 例,占 16.7%;有效 8 例,占 26.6%;无效 6 例,占 20.0%;总有效率 80.0%。

【出处】焦琳,迟振海.电针治疗单纯性肥胖病并发脂肪肝[J].中国针灸,2008,28(3):183−186.

方法 2

【穴位】(1)关元、复溜、足三里、三阴交、合谷;(2)肾俞、太溪、太冲、内关。

【操作】穴位常规消毒,选 28 号 1.5 寸毫针,关元、复溜、足三里、肾俞用提插补法,三阴交、合谷、太冲、太溪用提插泻法,体质壮实病变较深者多用泻法,脾肾虚者多用补法,一般患者用平补平泻法。留针 30 min,中间行针两次。以上穴位灸关元与肾俞,用两段长约 5 cm 艾条点燃,放入艾条盒内,每次 15~20 min,至局部皮肤潮红。不能俯卧者,可以取侧位,肾俞穴得气后,取长约 4 cm 的艾条两支点燃后,置于针柄上,行温针治疗。两组穴位交替使用。每日针灸一次,10 次为一疗程,疗程间休息 3~5 天,再继续治疗。

【结果】治愈 27 例,好转 15 例,无效 4 例,总有效率 91.3%。

【出处】黎启娇.针灸治疗脂肪肝疗效观察[J].中国针灸,2004,24(4):243−244.

二、既病防变

（一）临床表现

轻度脂肪肝多无临床症状，或仅有疲乏感。中、重度脂肪肝有类似慢性肝炎的表现，可见食欲不振、疲倦乏力、恶心、呕吐、肝区或右上腹隐痛。此外常有舌炎、口角炎、四肢感觉异常等末梢神经炎的改变。

（二）治疗

方法1

【穴位】中脘、天枢、期门、带脉、阳陵泉、丰隆、太冲。随证加减：脾虚湿阻加水分、阴陵泉；胃热湿阻加内庭、上巨虚；肝郁气滞加气海、血海；脾肾两虚加关元、太溪；阴虚内热加水道、三阴交。

【操作】穴位常规消毒，取30号1.5寸毫针，针刺深度0.6～1.2寸，主穴进针后，以有酸麻胀重感为佳。有针感时停止行针，并提针少许，再予留针。配穴均取双侧，行一定的补泻手法。用 XS - 998C 光电治疗仪置于腹部穴位，选用疏密波脉冲，治疗组同时将低能量激光探头置于肝区，胶布固定。

【结果】痊愈1例，显效12例，有效8例，无效9例，总有效率70%。

【出处】艾炳蔚，妥金芳，焦琳. 光电治疗仪治疗单纯性肥胖并发脂肪肝30例[J]. 陕西中医，2006，27（11）：1418－1419.

三、愈后防复

1. 戒酒　首要为终身戒酒，包括一切含酒精的饮料，如啤酒、米酒、葡萄酒、果酒等。

2. 调整饮食　饮食治疗至关重要，尽可能地限制脂肪和糖类的摄入，限制动物内脏及动物油的摄入，选择富含不饱和脂肪酸的植物油（橄榄油、菜籽油、茶油、豆油、花生油、芝麻油等）。予高蛋白

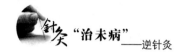

饮食:可增加脂蛋白合成,有利于将脂质顺利运出肝脏,并有利于肝细胞的功能恢复和再生,如给予瘦肉、鲜牛奶、脱脂奶粉、豆制品等,同时须控制饮食。

3.增加体力活动　长期坚持小运动量的锻炼,对肥胖者运动疗法比节食减肥更重要。保证有一定的工作量,以消耗掉每日多余的热量,防止其转化为脂肪在肝内堆积,不宜完全依赖药物而继续饮酒。

4.药物治疗　药物治疗时应严格遵从医嘱当饮食治疗不能控制高脂血症且 TG > 6.75 μmol/L(600 mg/dl)或(和)胆固醇 > 7.8 μmol/L(300 mg/dl)时须采用降脂药物治疗。如必降脂、力平脂等。若长期服用他汀类降脂药要定期检查肝功能、肌酸激酶,并注意是否存在肌肉疼痛,一旦出现异常感觉应及时就医。

第五节　肝硬化

一、未病先防

(一)肝硬化高危人群的范围

肝硬化高危人群一般是指肝炎病毒感染者、长期酗酒者、慢性胆汁淤积患者、肝脏瘀血者、长期服药和接触化学毒物者、代谢紊乱人群、血吸虫等寄生虫感染者、先天梅毒性肝硬化者等。

(二)肝硬化高危人群的中医分类

根据中医基础理论和个人体质辨识,肝硬化高危人群一般分为以下七类。

1.平和类　无明显不适。

2.气郁类　形体以瘦者为多。性格不稳定,忧郁脆弱、敏感多疑,对精神刺激适应能力较差。平素多闷闷不乐或烦躁易怒,善太息。月经后期或经期先后不定,月经量少,乳房胀痛。舌红,苔薄白,脉弦。

3.痰湿类 形体肥胖、腹部肥满松软。面部皮肤油脂较多,多汗且黏,胸闷,痰多。面色淡黄而暗,眼胞微浮,容易困倦,口黏腻或甜,身重不爽,喜食肥甘甜品,大便正常或不实,小便不多或微混。经行延后,甚或闭经,带下量多,形体肥胖,胸闷泛恶。舌淡胖,苔白腻,脉滑。

4.湿热类 形体偏胖或苍瘦,性格多急躁易怒,平素面垢油光,易生痤疮粉刺,身重困倦,眼睛红赤,大便燥结,或黏滞,小便短赤,男性易阴囊潮湿,女性易带下增多。舌质偏红,苔黄腻,脉象多见滑数。

5.阴虚类 形体瘦长,手足心热。平素易口燥咽干,鼻微干,口渴喜冷饮,大便干燥,舌红少津少苔。面色潮红、有烘热感,目干涩,视物花,唇红微干,皮肤偏干、易生皱纹,眩晕耳鸣,睡眠差,小便短涩。脉象细弦或数。

6.阳虚类 形体胖瘦不一,平素面色晦暗,口唇色淡,畏冷,手足不温。月经后期,量少色淡,腰酸肢冷,小便清长,性欲淡漠。舌淡,苔薄白,脉沉细。

7.血瘀类 形体以中等偏瘦为主,腹部微硬。平素面色晦黯,皮肤偏暗或色素沉着,肌肤干,口唇暗淡或紫,舌下静脉曲张。多伴月经推后,痛经、闭经或伴有经色紫黯有块。舌质紫黯或有瘀斑,苔薄白,脉涩。

(三)肝硬化高危人群逆针灸

方法1

【穴位】主穴:中脘透水分,水分透气海,气海透中极。配穴:肝俞、脾俞、肾俞、三焦俞、足三里、三阴交、复溜。

【操作】透穴选用0.35 mm×75 mm无菌针具,针水分透气海、气海透中极时要求针感直放射至前阴。配穴选用0.35 mm×40 mm

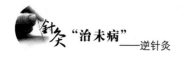
无菌针具,针肝俞、脾俞、肾俞、三焦俞时针尖向脊柱方向斜刺
0.5~0.8寸。足三里直刺1~2寸,三阴交直刺1~1.5寸,复溜直
刺0.6~1寸。施以平针法,留针30 min。治疗2周。

【结果】总有效率98.0%。

【出处】肖卫敏,李振民.针灸透穴治疗肝硬化腹水50例临床观
察[J].四川中医,2010,28(2):115-116.

二、既病防变

(一)临床表现

代偿期可有轻度乏力、腹胀、肝脾轻度肿大、轻度黄疸、肝掌、蜘
蛛痣。失代偿期乏力、消瘦、面色晦暗、尿少、下肢水肿;食欲减退、
腹胀、胃肠功能紊乱;牙龈出血、鼻衄、紫癜、贫血;蜘蛛痣、肝掌、皮
肤色素沉着、女性月经失调、男性乳房发育、腮腺肿大;双下肢水肿、
尿少;腹壁静脉曲张。

(二)治疗

方法1

【穴位】中脘、天枢、气海。

【操作】内服中药方温阳逐水饮,药物组成:黄芪60 g,党参
10 g,白术30 g,附子10 g(先煎),干姜10 g,白芍10 g,茯苓30 g,桂
枝10 g,泽泻20 g,丹参10 g,车前子20 g(包煎),泽兰15 g,大腹皮
15 g,陈皮10 g,厚朴10 g,桃仁10 g,红花10 g。

针灸操作方法:患者仰卧,充分暴露穴位,用碘伏常规消毒,选
用2~3寸华佗牌针灸针,快速进针,刺入1寸,行捻转手法,使局部
有较强的酸、麻、胀感后停止行针。在针柄上插入3 cm清艾条,艾
条与皮肤之间隔以阻燃物及隔热板,以防过热灼伤皮肤。艾炷由近
皮端点燃,燃尽无火后换下,每穴一炷。每日一次。连续治疗6天
后休息1天。治疗4周为一疗程。治疗后随访1个月。

【结果】总有效率96.43%。

【出处】陈小莉,王科先,焦克德. 温阳逐水饮配合温针灸治疗肝硬化腹水 39 例疗效观察[J]. 山东中医杂志,2012,31(12):857－859.

三、愈后防复

1. 重视病毒性肝炎的防治。早期发现和隔离病人给予积极治疗。

2. 注意饮食,合理营养,节制饮酒,加强劳动保健,避免各种慢性化学中毒也是预防的积极措施。

3. 血氨偏高或肝功能极差者,应限制蛋白质摄入,以免发生肝昏迷。出现腹水者应进低盐或无盐饮食。

4. 饮食方面应提供足够的营养,食物要多样化,供给含氨基酸的高价蛋白质、多种维生素、低脂肪、少渣饮食,要防止粗糙多纤维食物损伤食道静脉,引起大出血。

5. 注意出血、紫癜、发热、精神神经症状的改变,并及时和医生取得联系。

第六节 中 风

一、未病先防

(一)中风高危人群的范围

中风高危人群一般指具有中风先兆并具有高血压、糖尿病、高脂血症等危险因素,有不良生活方式、不良心理因素、高黏血症、超重和肥胖等以中老年为主的人群。

(二)中风高危人群的中医分类

根据中医基础理论和个人体质辨识,中风高危人群一般分为以下四类。

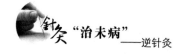

1. 平和类　无明显不适。

2. 痰湿类　形体肥胖、腹部肥满松软。面部皮肤油脂较多，多汗且黏，胸闷，痰多。面色淡黄而暗，眼胞微浮，容易困倦，口黏腻或甜，身重不爽，喜食肥甘甜品，大便正常或不实，小便不多或微混。经行延后，甚或闭经，带下量多，形体肥胖，胸闷泛恶。舌淡胖，苔白腻，脉滑。

3. 血瘀类　形体以中等偏瘦为主、腹部微硬。平素面色晦黯，皮肤偏暗或色素沉着，肌肤干，口唇暗淡或紫，舌下静脉曲张。多伴月经推后，痛经、闭经或伴有经色紫黯有块。舌质紫黯或有瘀斑，苔薄白，脉涩。

4. 阴虚类　形体瘦长，手足心热。平素易口燥咽干，鼻微干，口渴喜冷饮，大便干燥，舌红少津少苔。面色潮红、有烘热感，目干涩，视物花，唇红微干，皮肤偏干、易生皱纹，眩晕耳鸣，睡眠差，小便短涩。脉象细弦或数。

（三）中风高危人群逆针灸

方法 1

【穴位】内关、三阴交、人中、百会、太冲。

【操作】等患者得气后留针 30 min，其间行针一次，每日针一次，连续治疗 28 天为一疗程。

【结果】表明针灸显著改善了一氧化氮、血浆内皮素和血液流变学等实验室指标。

【出处】吴伟凡，赵玉驰，吴伟. 针刺治疗中风先兆证的临床研究[J]. 湖北中医杂志，2006，28（11）：12 - 13.

方法 2

【穴位】百会、风池、内关、三阴交、气海。

【操作】等患者得气后留针 30 min，其间行针一次，每天针一次，4 次为一疗程。

【结果】治疗组总有效率为98.1%,治愈率为49.1%。

【出处】卢永屹.针刺干预中风先兆疗效观察[J].上海针灸杂志,2008,27(10):10－11.

方法3

【穴位】头针取穴主要取运动区、言语区和足运感区。

【操作】针刺后等患者得气时用电针刺激。

【结果】针灸预防中风总有效率达90.51%。

【出处】牛永友.四步疗法治疗中风病158例[J].中华现代中西医杂志,2005,3(9):818.

二、既病防变

（一）临床表现

猝然昏倒、不省人事、半身不遂、口眼歪斜、言语謇涩等表现,轻症仅见眩晕、偏身麻木、口眼歪斜、半身不遂等。多急性起病,好发于40岁以上。发病之前多有头晕、头痛、肢体一侧麻木等先兆症状。常有眩晕、头痛、心悸等病史,并发多有情志失调、饮食不当或劳累等原因。

（二）治疗

方法1

【穴位】内关、人中、三阴交（主穴）,极泉、尺泽、委中、风池、印堂、上星透百会（副穴）。吞咽困难、失语加翳风、廉泉及金津、玉液点刺放血;上肢拘急去极泉、尺泽,加曲池、外关;手指握固加合谷、劳宫;握力差加八邪;腕下垂加阳池;足内翻加丘墟透照海。

【操作】内关（双侧）直刺1.0～1.5寸（同身寸）,提插捻转泻法1 min;人中向鼻中隔下斜刺0.5寸,施雀啄泻法至眼球湿润;三阴交向后斜刺1.0～1.5寸予提插补法至下肢抽动3次;极泉、尺泽、委中（双侧）均直刺1～1.5寸,采用提插法至上或下肢抽动3次;风池、上星透百会施小幅度高频率捻转补法1 min;印堂针向鼻根斜刺

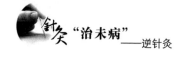
5 分,手法同人中。每日针刺 2 次,共 15 天。

【结果】与对照组相比,总有效率有明显提高,为 93.75%。且表明针灸显著改善了血流变及血脂等实验室指标。

【出处】蒙树煜,程守强,张辉等."醒脑开窍"针法治疗脑梗死疗效观察[J].中国中西医结合急救杂志,2006,13(5):306-308.

方法 2

【穴位】软瘫期(肌张力低 0~1 级)针刺瘫侧上肢阴经穴,选用极泉、中府、尺泽、少海、曲泽、郄门、内关、鱼际穴;下肢取阳经穴,选用环跳、髀关、伏兔、风市、足三里、阳陵泉、委中、承山、解溪、昆仑、足临泣穴。痉挛期(肌张力高 2~4 级)针刺瘫侧上肢阳经穴,选肩、臂、手五里、手三里、外关、合谷、阳池穴。下肢取阴经穴,穴位选用血海、阴陵泉、三阴交、太溪、照海、中封穴。

【操作】软瘫期均采用 10~100 Hz 疏密波通电半小时,刺激量均以患者最大耐受力为度,6 天一疗程,疗程之间休息 1 天。痉挛期均采用 10~100 Hz 疏密波通电半小时,刺激量均以患者最大耐受力为度,6 天为一疗程,疗程之间休息 1 天。

【结果】治疗 8 周后达到 1 级肌张力的时间明显比对照组短;肌痉挛发生率明显低于对照组;运动功能积分较对照组明显升高。

【出处】田丰玮,苟春雁,李宁.分期平衡针刺法治疗中风偏瘫的临床研究[J].针灸临床杂志,2004,20(4):34-36.

方法 3

【穴位】上 2(在腕前面的中央,掌长肌腱与桡侧腕屈肌腱之间。即内关穴部位)、上 4(手心向内,在拇指侧的桡骨缘上)、上 5(约在腕横纹上二横指,腕背面的中央,即外关穴的部位)、下 4(约在外踝高点上三横指,胫骨前缘与腓骨前缘的中点)、下 6(约在外踝高点上三横指,靠跟腱外缘)。

【操作】常规消毒后,针体与皮肤呈 30°角,用拇指轻捻针柄,使针尖快速通过皮肤。针尖通过皮肤后,即将针放平,将针体贴近皮肤表面,循纵的直线方向沿皮下进针,针刺进皮下的长度一般3.5 cm,要求不出现酸、麻、胀、痛等感觉,把针体留在皮下组织的浅层。留针 30 min,隔日一次,14 次为一疗程。

【结果】临床疗效总有效率93.3%。

【出处】吴志敏,陈兴华.腕踝针结合电针治疗缺血性中风偏瘫的临床研究[J].四川中医,2012,30(7):129 – 131.

三、愈后防复

1.避免喜、怒、忧、思、悲、恐、惊等过度情志刺激,保持心态平和,精神愉快。

2.顺应四季气候变化,调整生活起居,秋冬季节注意保暖防寒。

3.饮食清淡,营养均衡,勿暴饮暴食。坚持低盐、低脂、低胆固醇、低热量、高蛋白质和高维生素饮食,少吃动物脂肪、内脏,多吃豆类及豆制品、粗粮、蔬果,戒烟酒。

4.定期监测血压。

5.适当运动锻炼。

6.遵医嘱按时服药,控制高血脂、高血压、高血糖等中风危险因素。

7.若出现头目眩晕加重、肢体活动不利、言语謇涩,甚至神志不清等时,应及时到医院就诊。

第十章　肾系疾病

第一节　关格(肾功能衰竭)

一、未病先防

(一)关格高危人群的范围

关格高危人群一般是指高血压患者、糖尿病患者、慢性肾病患者、长期服用药物者、泌尿系感染者、60岁以上的老人、艾滋病病毒感染者;高尿酸血症、系统性红斑狼疮、结节性多动脉炎、过敏性紫癜、多发性骨髓瘤、韦格内氏肉芽肿、系统性硬化、亚急性细菌性心内膜炎、肝硬化的患者等。

(二)关格高危人群的中医分类

根据中医基础理论和个人体质辨识,关格高危人群一般分为以下六类。

1.平和类　无明显不适。

2.气虚类　肌肉不健壮,平素语音低怯,气短懒言,肢体容易疲乏,精神不振,易出汗;面色偏黄,目光少神,唇色少华,头晕,心悸腰酸,耳鸣,月经色淡,经量少质稀。舌淡,脉沉细。

3.阴虚类　形体瘦长,手足心热。平素易口燥咽干,鼻微干,口渴喜冷饮,大便干燥,舌红少津少苔。面色潮红、有烘热感,目干涩,视物花,唇红微干,皮肤偏干、易生皱纹,眩晕耳鸣,睡眠差,小便短涩。脉象细弦或数。

4.阳虚类 形体胖瘦不一,平素面色晦暗,口唇色淡,畏冷,手足不温。月经后期,量少色淡,腰酸肢冷,小便清长,性欲淡漠。舌淡,苔薄白,脉沉细。

5.痰湿类 形体肥胖、腹部肥满松软。面部皮肤油脂较多,多汗且黏,胸闷,痰多。面色淡黄而暗,眼胞微浮,容易困倦,口黏腻或甜,身重不爽,喜食肥甘甜品,大便正常或不实,小便不多或微混。经行延后,甚或闭经,带下量多,形体肥胖,胸闷泛恶。舌淡胖,苔白腻,脉滑。

6.血瘀类 形体以中等偏瘦为主、腹部微硬。平素面色晦黯,皮肤偏暗或色素沉着,肌肤干,口唇暗淡或紫,舌下静脉曲张。多伴月经推后,痛经、闭经或伴有经色紫黯有块。舌质紫黯或有瘀斑,苔薄白,脉涩。

(三)关格病高危人群逆针灸

方法1

【穴位】双肾俞、双脾俞和双侧三阴交。

【操作】贴敷处方:菟丝子、延胡索、佩兰、红花,并予神灯照射30 min,每天一次。予肾衰方水煎剂 100 ml,每天三次,餐后口服,药物组成:黄芪、太子参、半夏、陈皮、山药、牡丹皮、吴茱萸、茯苓、白术、菟丝子、丹参、熟地黄、佩兰、大黄、砂仁、藿香;西药予常规控压、调脂等对症治疗。

【结果】慢性肾脏病 2 期总有效率 22.3%,慢性肾脏病 3 期总有效率 88.2%,慢性肾脏病 88.8%。

【出处】黄永辉.肾衰方联合中药贴敷治疗慢性肾脏病 2 ~ 4 期90 例[J].长春中医药大学学报,2014,30(5):897 - 900.

二、既病防变

(一)临床表现

早期表现为无力、精神欠佳、食欲差、恶心、呕吐;贫血、心悸、皮

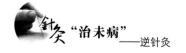

肤瘙痒、肢体感觉异常、麻木。晚期表现为严重贫血、表情淡漠、注意力不能集中、癫痫发作及昏迷、性功能障碍。

（二）注意事项

1. 限制蛋白质　未洗肾的患者，因肾脏无法将蛋白质代谢后产生的废物排出，使肾衰竭的状况更加严重，因此，会建议减少蛋白质的摄入量；但是若有洗肾时，则须注意，在洗肾时会造成体内蛋白质的流失，所以必须配合营养师的建议，以维持身体所需。

2. 限制钠的摄取　因盐分含有较高的钠含量，在肾衰竭患者体内若有过多的钠，会引起体内水分的潴留，进而造成心肺功能衰竭及加重肾衰竭的情况。但切勿使用低钠盐，因低钠盐含高量钾离子。

3. 限制钾的摄取　体内钾的堆积会造成肌肉无力，严重者更会引起心律不齐进而造成心脏衰竭的产生。

4. 限制磷的摄取　因体内过高的磷会造成钙质的流失，因此医生会利用药物来协助控制血液中的磷含量，防止骨质疏松的产生。

5. 水分的摄取　若摄取过多的水分，肾脏无法将其排除时，就会发生水肿或引起心肺衰竭，因此水分的控制相当重要。

三、愈后防复

1. 注意观察病情，及早发现有无少尿，无尿、高血钾、低血钙、急性左心衰竭等不适，并及时就医。

2. 注意观察电解质紊乱征象：低血钙时出现易激惹，唇周和指尖发麻或刺感；严重者出现抽搐等症状；高血钾时可出现脉搏不规则、肌无力、心电图的改变等。

3. 加强皮肤及口腔护理，预防感染。

①由于不能把体内的毒素由肾脏排出，易引起皮肤瘙痒，避免用力搔抓，防止皮肤感染，可遵医嘱使用止痒剂。

②由于神经营养紊乱而发生循环障碍出现水肿，卧床时应防止

压疮,每隔2~3小时翻身一次,他人帮助翻身时避免拖、拉、推等。保持床铺、衣服、皮肤清洁干燥,常用温水擦浴。忌用碱性皂液,减少不良刺激。水肿者禁用气圈,以减轻水肿及保护皮肤。

③由于口时常有尿素味,注意在餐前及早晚刷牙、漱口。保持口腔清洁,以消除口腔异味,防护口腔感染和增进食欲。

4.可定时测量体重,准确记录出入量,包括服药时的饮水量。密切观察下列液体量过多的症状和体征,如短期内体重迅速增加、出现水肿或水肿加重、血压升高、意识改变、心率加快、颈静脉怒张。

5.活动时有出现疲劳感,有无胸痛、呼吸困难、头晕等。活动后心率的改变,如心率比静止状态每分钟增加20次以上,活动停止3 min后心率没有恢复到活动前的水平,提示活动量过大。活动时有血压改变,如舒张压的升高等。

6.注意观察有无体温升高、寒战、疲乏无力、食欲下降、咳嗽、脓性痰、尿频、尿急、尿痛、白细胞增高等感染情况发生,准确留取各种标本如痰液、尿液、血液等送检查。

第二节　淋证(泌尿系感染)

一、未病先防

(一)淋证高危人群的范围

淋证高危人群一般是指性生活频繁的人、绝经期后的女性、60岁以上老年人、使用避孕药具的人、尿道插管或尿路梗阻者、慢性病患者等。

(二)淋证高危人群的中医分类

根据中医基础理论和个人体质辨识,淋证高危人群一般分为以下四类。

1.平和类　无明显不适。

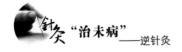
2. 气虚类　肌肉不健壮,平素语音低怯,气短懒言,肢体容易疲乏,精神不振,易出汗;面色偏黄,目光少神,唇色少华,头晕、心悸腰酸,耳鸣,月经色淡,经量少质稀。舌淡,脉沉细。

3. 阴虚类　形体瘦长,手足心热。平素易口燥咽干,鼻微干,口渴喜冷饮,大便干燥,舌红少津少苔。面色潮红、有烘热感,目干涩、视物花,唇红微干,皮肤偏干、易生皱纹,眩晕耳鸣,睡眠差,小便短涩。脉象细弦或数。

4. 湿热类　形体偏胖或苍瘦,性格多急躁易怒,平素面垢油光,易生痤疮粉刺,身重困倦,眼睛红赤,大便燥结,或黏滞,小便短赤,男性易阴囊潮湿,女性易带下增多。舌质偏红,苔黄腻,脉象多见滑数。

(三)淋证高危人群逆针灸

方法1

【穴位】太溪、关元透中极、委中、阳陵泉、足三里、太冲、三阴交、关元、气海。

【操作】选一寸针,常规消毒后,在双太溪穴进针,适度提插捻转,要求针感达患者足心;选2～3寸长针,常规消毒后,从关元穴进针,透刺中极穴,针体与皮肤呈30°角,适当提插,使针感达尿道口,隔日针一次。

【结果】显效18例,好转12例,无效2例,总有效率93.75%。

【出处】张丹敏.针灸治疗泌尿系感染32例疗效观察[J].北京中医,1996,3:50－51.

二、既病防变

(一)临床表现

泌尿感染会出现尿频、尿急、尿痛、排尿困难、尿混浊、血尿、腰痛等症状;出现全身感染时会出现寒战、高热、头痛、恶心、呕吐、食欲不振等症状。

（二）注意事项

1. 注意个人卫生　平时要注意个人卫生,防止细菌侵入和病菌感染。穿棉质内衣裤,使你保持干爽,避免紧身不透气的裤子,勤换内裤。不要用公共浴池、浴盆洗浴,不要坐在未经消毒的马桶上,不要与他人共用一条毛巾。

2. 多喝水　尿液滞留膀胱愈久,细菌的数量愈多——大肠杆菌的菌数每 20 min 增加一倍。细菌愈多,愈不舒服。因此,解决尿道疼痛的最佳方法是多喝流质以冲走这引起发炎的细菌。如果尿液清澈,表示水分足够。如果尿液有颜色,表示水喝不够。

3. 忌动作粗暴　夫妻同房前要清洁身体,尤其是丈夫一定要有爱心,切忌动作粗暴伤害到妻子。

4. 性交前后上厕所　这能帮助将阴道内的细菌冲掉——否则,细菌可能通过性交被送入膀胱。性交后还应再上一趟厕所,男性的阴茎可将女性尿道口的细菌送入膀胱,因此,排尿能有效地"洗净"膀胱。

5. 向后擦拭身体　排便后,由前向后擦拭可预防感染。擦拭方式错误是最常见的感染原因之一,同时也易引起复发。你当然希望将细菌向外擦掉,而非向内擦到阴道及尿道口。

6. 洗热水澡　这能帮助你减轻疼痛,热水浴通常对发炎的部位有益。

7. 使用卫生巾　为何女性较易感染,这可能与性交、插避孕器及塞卫生棉条等有关,需接触阴道的操作,似乎增加感染的可能性。建议那些在月经来时有慢性感染的病人,以卫生巾取代卫生棉条。

8. 不要过度清洁　太常坐浴也不好。长期冲洗可能将细菌引入阴道,同时将正常的良性菌冲走,使具感染性的大肠杆菌占据。另外也可能发生尿道不舒服,感觉像尿道感染一般。刺激的消毒皂也可能导致相同结果——改变阴道的菌群,使人更易受感染。

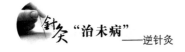

三、愈后防复

1. 多喝水　保证白天排尿 4~6 次。对于偶尔发作的尿道感染,大量饮水,使尿量增加,排尿时可冲洗尿道分泌物,用多喝水的方法基本能自愈。另外,女性多饮果汁、酸奶可预防尿路感染。

2. 不要憋尿　一有尿意应立即排尿,不要憋不住了才排。排尿时,尿液将尿道和阴道口的细菌冲刷掉,有天然的清洁作用,同时避免了细菌的生长和繁殖。

3. 内裤宽松　内裤不要穿得过紧,宽松为宜,面料最好选择纯棉制品,此外还要做到经常换洗内裤,在阳光下晒干杀菌。让外阴有清洁的环境,不利于病菌的生长和繁殖。

4. 注意休息　急性期短期内避免性生活。

5. 产后妇女注意清理恶露　每天都要用温水清洗外阴,保持阴道清洁,恶露量多时要注意阴道卫生,每天用温开水或 1:5 000 高锰酸钾液清洗外阴部。选择柔软的卫生护垫:选用消毒卫生护垫,护垫要柔软,并且要经常更换,减少病毒侵入机会。

6. 避免降低疗效　在治疗期间同时饮酒和继续过性生活会大大降低疗效,此外,还有生活节奏不规律、食辛辣火锅等食物、过度劳累、有慢性病等情况,对疗效都有不好的影响。

7. 治疗需要足够的疗程　支原体和衣原体是细胞内寄生的微生物,对药物不如一般的细菌敏感,所以用药时间应该相对较长,一般为两周左右。患者最好不要自行盲目购药服用,最好到医院根据尿细菌培养和药敏试验的结果用药,提高疗效。

第三节 水肿(慢性肾炎)

一、未病先防

(一)慢性肾炎的高危人群的范围

慢性肾炎的高危人群一般是指60岁以上老年人、长期乱吃药的人、高血压患者、糖尿病患者、高脂血症患者、过于肥胖的人($BMI > 28$ kg·m^{-2})、慢性泌尿道感染、尿路梗阻、高凝状态、自身免疫性疾病(红斑狼疮等)、有肾病家族史等。

(二)慢性肾炎的患者的中医体质分类

根据中医基础理论和个人体质辨识,慢性肾炎高危人群一般分为以下五类。

1.平和类 无明显不适。

2.阳虚类 形体胖瘦不一,平素面色晦暗,口唇色淡,畏冷,手足不温。月经后期,量少色淡,腰酸肢冷,小便清长,性欲淡漠。舌淡,苔薄白,脉沉细。

3.气虚类 肌肉不健壮,平素语音低怯,气短懒言,肢体容易疲乏,精神不振,易出汗;面色偏黄,目光少神,唇色少华,头晕,心悸腰酸,耳鸣,月经色淡,经量少质稀。舌淡,脉沉细。

4.阴虚类 形体瘦长,手足心热。平素易口燥咽干,鼻微干,口渴喜冷饮,大便干燥,舌红少津少苔。面色潮红、有烘热感,目干涩,视物花,唇红微干、皮肤偏干、易生皱纹,眩晕耳鸣,睡眠差,小便短涩。脉象细弦或数。

5.湿热类 形体偏胖或苍瘦,性格多急躁易怒,平素面垢油光,易生痤疮粉刺,身重困倦,眼睛红赤,大便燥结,或黏滞,小便短赤,男性易阴囊潮湿,女性易带下增多。舌质偏红,苔黄腻,脉象多见滑数。

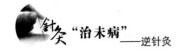

（三）慢性肾炎高危人群逆针灸

方法1

【穴位】按董氏奇穴取下三皇，即天皇副穴肾关、地皇、人皇，均取双侧。肾关穴位于胫骨头之内侧陷中，去膝关节4寸；地皇穴位于胫骨之内侧，距内踝骨上7寸；人皇穴（相当于三阴交穴）位于胫骨之内侧后缘距内踝上3寸。

【操作】常规消毒后，采用0.30 mm×40 mm毫针进行针刺，肾关穴直刺1～2寸，地皇穴45°斜刺1～1.8寸，人皇穴直刺1.5寸，使患者有明显的得气感，每15 min捻针一次，留针30 min。针刺结束后，再施以灸法。每日一次，10次为一个疗程，疗程间休息2天，共治疗6个疗程。

【结果】显效15例，有效16例，无效8例，总有效率84.9%。

【出处】朱崇安.针灸董氏奇穴治疗慢性肾炎蛋白尿疗效观察[J].上海针灸杂志，2014，33（9）：812－814.

二、既病防变

（一）临床表现

慢性肾炎会出现蛋白尿、血尿、高血压、水肿等症状，严重时会出现全身贫血的症状。

（二）治疗

方法1

【穴位】肾俞、次髎，命门、关元、复溜。

【操作】中药敷贴（生大黄、仙灵脾、细辛、桃仁、红花、芫花碾末，姜汁调匀制成），每次2～4贴，辨证取穴敷贴。治疗15天为一个疗程。

【结果】显效6例，有效12例，稳定8例，无效4例，总有效率86.67%。

【出处】谭远忠，徐奔，李希平.中药敷贴对慢性肾病干预治疗的临床观察[J].湖北中医杂志,2009,31(2):40－42.

三、愈后防复

1.房间要定时开窗通风,避免烟雾、尘土等污染空气,以保证房间内空气新鲜温、湿度适宜。过高或过低的温湿度会让患者有不舒适感或引起感冒,感冒和其他不适感又可能加重患者病情。

2.避免情绪剧烈波动,保持心情平和。因为从中医讲,七情太过可致病。太过,主要指两种情况:一种是情绪波动太大,过于激烈,如狂喜、盛怒、骤惊、大恐等突发性激烈情绪,往往很快致病伤人;另一种情况是七情持续时间太长、过久,也会伤人致病,如久悲、过于思虑、时常处于不良的心境,皆可积而成病。而受情绪影响最明显的脏为肝,肝性喜条达而恶抑郁,若忧虑过度,则肝气郁结,条达不畅,甚至横逆犯胃,致气机阻滞,或肝气久郁化火,损及肾阴,肝炎郁于下焦,影响膀胱气化功能,使病症缠绵难愈。如情绪稳定,机体内环境稳定,则抗病能力增强。因此,情志的调养,对疾病的发生、发展和预后都有很大的影响。

3.慢性肾炎的病人饮食需特别注意以下几点:

(1)低蛋白、低磷饮食　蛋白质的摄入问题几乎是所有肾脏患者都要面对的问题,其摄入的多少会对疾病的发展和康复产生较为明显的影响。对慢性肾炎患者而言,发病的早期或急性发作期,有一定程度少尿、水肿症状或食欲不好时,蛋白质的摄入量要适当进行控制,但不能过分限制,尤其在患者体重下降时,否则可能会影响到机体的免疫力,不利于疾病的康复。初期尿量减少或者存在氮质潴留应限制蛋白质摄入量,成人应保证每天20～30 g。应食用高生物价蛋白减轻肾脏负担,病情稳定后可逐渐增加。正是如此。如果慢性肾炎进一步发展,导致肾功能严重损害,出现尿毒症时,肾脏对蛋白质代谢产物的排泄功能降低,使体内血尿素氮增加,此时就要严格限制蛋白质摄入量,只供给极少量的蛋白质以维持机体基本代

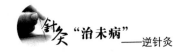

谢需要。如果出现高磷血症,应该限制含磷高的食物,尽量避免食用如蛋黄、全麦面包、薏苡仁、干莲子、内脏类(猪肝、猪脑、猪肠、鸡肝等),硬核果类(花生、腰果、开心果、杏仁、瓜子、黑芝麻等)食物。

(2)充足的碳水化合物　慢性肾炎患者由于限制蛋白质摄入,热能就主要由碳水化合物来供给,所以饮食中的糖类应适当提高,以满足机体对热能的需求。另外,充足的热能供给可减少蛋白质的消耗,减轻肾脏的负担,并可使摄入的少量蛋白质完全用于组织的修复与生长发育。适宜慢性肾炎患者的食物有粉皮、粉条、土豆、藕粉等。

(3)限制钠盐　有水肿者应无盐及少盐饮食,每天不超过2~4 g,水肿消失后可过渡到正常饮食,但仍应注意禁食咸食,忌食咸菜、酱、豉、腌制品。当患者有严重水肿、出现心力衰竭甚至高血压脑病时,就要严格限制盐的摄入,不仅不能摄入食盐,也不能食用含钠的其他食品,如苏打饼干、碱面馒头、肉松等。为了不因无盐无味影响患者食欲,在烹饪时可用无盐酱油来取代食盐。慢性肾炎患者应限制含钾高的食物,如浓肉汤、鸡精、香蕉、哈密瓜、柠檬、橘子、竹笋、黄花菜、蚕豆、土豆、紫菜、海带、木耳、银耳等食物都尽量不吃或少吃。

(4)适当的饮水量　有浮肿者适当限制水分,每天1 000~1 500 ml,明显浮肿及少尿者,每日水供应量应约为前一天的尿量加500 ml。

(5)补充维生素和铁　慢性肾炎患者可因病程长、食欲差、进食量少而影响维生素的摄入,因此,慢性肾炎患者应注意进食富含维生素 A、维生素 B 族及维生素 C 的食物,如新鲜蔬菜及水果,以防维生素缺乏。慢性肾炎患者常伴有贫血症状,主要是造血原料缺乏引起的,所以慢性肾炎患者还应选用一些含铁质丰富的食物,如猪肝、鸡蛋、西红柿、红枣以及绿叶蔬菜等,同时也要注意叶酸及维生

素 B_{12} 的补充。慢性肾炎病人宜吃的(可多吃)蔬菜如青菜、白菜、包菜、花菜、黄瓜、菠菜(要用开水烫一下再食用)、萝卜、冬瓜、绿豆芽、丝瓜等。

（6）忌食植物蛋白质中含嘌呤碱如黄豆、绿豆、蚕豆、豆浆、豆芽;忌食辛辣刺激性食物如多种香料、胡椒、咖喱、生姜、芥末对肾脏有刺激作用;忌食含有高嘌呤食物如猪头肉、沙丁鱼、鸡汤、牛肉汤、羊肉、狗肉、鱼肉等油腻之品;忌食草酸钙高的蔬菜如竹笋、韭菜、茭白等。

4.生活调摄要预防和控制感冒　注意顺应气候的变化,及时加减衣物,作息规律,保持足够的睡眠。不要过劳,防止工作过劳或房劳,适当锻炼,有下列情况应绝对卧床休息:感染、高热、水、电解质紊乱者;严重水肿、低蛋白血症者;有心脏病和其他并发症者;尿道结石和尿路梗阻者。

第十一章　妇科疾病

第一节　不孕症

一、未病先防

（一）不孕症高危人群的范围

不孕症高危人群一般包括月经不调、闭经或痛经、白带异常、多次人流、身材过于瘦弱或过于肥胖、性经历过早的女性以及长期久坐、压力过大、晚婚晚育的白领等。

（二）不孕症高危人群的中医分类

根据中医基础理论和个人体质辨识，不孕症高危人群一般分为以下五类。

1. 平和类　无明显不适。

2. 痰湿类　形体肥胖、腹部肥满松软。面部皮肤油脂较多，多汗且黏，胸闷，痰多。面色淡黄而暗，眼胞微浮，容易困倦，口黏腻或甜，身重不爽，喜食肥甘甜品，大便正常或不实，小便不多或微混。经行延后，甚或闭经，带下量多，形体肥胖，胸闷泛恶。舌淡胖，苔白腻，脉滑。

3. 血瘀类　形体以中等偏瘦为主、腹部微硬。平素面色晦黯，皮肤偏暗或色素沉着，肌肤干，口唇暗淡或紫，舌下静脉曲张。多伴月经推后，痛经、闭经或伴有经色紫黯有块。舌质紫黯或有瘀斑，苔薄白，脉涩。

4.**阳虚类** 形体胖瘦不一,平素面色晦暗,口唇色淡,畏冷,手足不温。月经后期,量少色淡,腰酸肢冷,小便清长,性欲淡漠。舌淡,苔薄白,脉沉细。

5.**气郁类** 形体以瘦者为多。性格不稳定,忧郁脆弱、敏感多疑,对精神刺激适应能力较差。平素多闷闷不乐或烦躁易怒,善太息。月经后期或经期先后不定,月经量少,乳房胀痛。舌红,苔薄白,脉弦。

(三)不孕症高危人群逆针灸

方法1

【穴位】神阙。

【操作】将中药特定方剂研成细末密封,每次于经前一周取适量置于神阙穴,外周用特制面圈固定,再加自制艾炷灸,每次约灸2小时,每隔2天一次,至月经来潮,再于排卵前选另种特定药适量置于神阙穴,外周用特制面圈固定,加自制艾炷灸,每次约灸2小时,3个月经周期为一疗程。

【结果】临床效果明显。

【出处】马玉侠经验方。

方法2

【穴位】主穴:归来、关元、子宫、中极;配穴:合谷、三阴交、足三里。

【操作】归来、关元、子宫用补法,中极用平补平泻,配穴合谷、足三里用补法,三阴交用泻法。每次月经后12天左右进行治疗,连续10次为一疗程。

【结果】针刺组受孕率65.0%,针刺有促排卵作用,治疗内分泌失调性不孕疗效显著。

【出处】杨继若,马燕燕,刘亚利等.针刺治疗内分泌失调性不孕症的对照研究[J].中国针灸,2005,25(5):299-300.

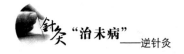

方法3

【穴位】气海、血海、三阴交、太冲。

【操作】徐疾、开合泻法。

【结果】经行正常,一年后生育。

【出处】方幼安.针灸治疗月经不调、痛经、带下[J].上海针灸杂志,1986,2:20-22.

方法4

【穴位】阴交、关元、中极、子宫、三阴交、合谷。气虚加足三里、脾俞;血虚加脾俞、膈俞;肾虚加肾俞、太溪;气郁加太冲、期门;血热加行间、血海;血寒加命门、归来。

【操作】三阴交、合谷强刺激,虚证用补法,实证用泻法,每次留针40 min,期间行针一次,治疗7 次为一疗程,每于经前7~10 天或月经后第12 天开始治疗。

【结果】治愈49 例,好转10 例,无效4 例,总有效率为93.7%。

【出处】刘广霞.针灸治疗无排卵型月经不调63 例[J].安徽中医学院学报,2011,30(1):40.

二、既病防变

（一）临床表现

排除男方不育和女方自身生殖系统器质性病变等因素,女性在与配偶同居并未避孕的情况下2 年未孕。伴有月经不调或痛经、闭经等。

（二）治疗

方法1

【穴位】关元、肾俞、太溪、三阴交。肾虚胞寒配复溜;肝气郁结配太冲、期门;痰湿阻滞配中脘、丰隆;瘀阻胞宫配子宫、归来。

【操作】毫针常规刺。肾虚胞寒、痰湿阻滞、瘀滞胞宫可加用灸法。

【出处】高树中.针灸治疗学［M］.上海:上海科学技术出版社,第1版。

方法2

【穴位】主穴:关元、子宫、三阴交。肾虚加肾俞;肝郁加肝俞;痰湿内阻加脾俞、丰隆。

【操作】艾条灸主穴每穴20 min,配穴每穴15 min,以局部温热为度。

【结果】有效率73.8%。

【出处】李晓清,史晓林.艾灸治疗排卵障碍临床观察［J］.中国针灸,1999,12:727-728.

方法3

【穴位】关元、中极、子宫、三阴交。肥胖加次髎;肾虚加肾俞。

【操作】毫针刺入关元、中极、子宫(针尖斜向内下方),提插捻转手法,使针感向外阴部放散,得气后接上D-8605电针仪30 min,用断续波,电流强度尽量加大至患者能忍受刺激量为宜,每日一次或两次。

【结果】电针后排卵96例,排卵率为90.6%。

【出处】韦伟.电针促排卵106例临床观察［J］.中国针灸,1998,9:451-452.

方法4

【穴位】子宫。

【操作】取两侧子宫穴于月经干净后直刺进针,平补平泻,得气后温针灸,每日一次,每次3~5壮,3天一疗程。

【结果】总有效率71%,受孕率61%。

【出处】许淑琴,李亚菊,李丽俭.温针灸"子宫穴"治疗女性不孕症48例［J］.针灸临床杂志,1999,3:51-52.

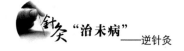
三、愈后防复

1. 重视月经迟潮　一般女子 14 岁左右月经初潮,是生殖系统逐步发育成熟的重要标志,如果 16 岁仍未月经初潮,应及时检查采取相应的措施。

2. 加强经期呵护　月经不调、痛经、外阴炎、阴道炎、宫颈炎、子宫内膜炎、附件炎、盆腔炎等病症均与经期防护不当有一定的关系,同时,此类病症亦会妨碍婚后正常孕育。

3. 推拿针灸　经常按揉三阴交、足三里、关元等穴,或者灸足三里、关元促进机体气血生成及运行。

【文献摘录】

赵小平,鲁一民.不孕症预防与月经[N].家庭医生报,2004 年5 月 31 日第 7 版.

第二节　产后抑郁症

一、未病先防

（一）产后抑郁症高危人群的范围

产后抑郁症高危人群包括有抑郁或其他精神疾病家族史、未满20 周岁的产妇、未婚的单亲妈妈、产妇在怀孕期间,同丈夫关系不好或缺乏家人的关心、孕前或怀孕期间常出现情绪失控的现象、可以深谈或依赖的家人或朋友很少、面临婚姻问题、产妇本人出身于单亲家庭、孕期经历重大挫折、严重的经前期综合征、分娩过程不顺利、产妇本人在童年时期,因父母照顾不周而一直缺乏安全感等。

（二）产后抑郁症高危人群的中医分类

根据中医基本理论和个人体质辨识,产后抑郁症高危人群一般分为以下三类。

1. 平和类　无明显不适。

2. 气虚类　肌肉不健壮,平素语音低怯,气短懒言,肢体容易疲乏,精神不振,易出汗;面色偏黄,目光少神,唇色少华,头晕,心悸腰酸,耳鸣,月经色淡,经量少质稀。舌淡,脉沉细。

3. 血瘀类　面色偏暗,嘴唇颜色偏暗,舌下的静脉瘀紫。皮肤比较粗糙,有时在不知不觉中会出现皮肤瘀青。眼睛里的红丝很多,刷牙时牙龈容易出血。容易烦躁、健忘,性情急躁。行经时小腹疼痛,不喜揉按,经血色黯,有血块。

(三)产后抑郁症高危人群逆针灸

方法1

【穴位】百会、四神聪、人中、内关、神门、太冲。

【操作】百会向前斜刺0.5寸,四神聪斜刺0.5寸,人中斜刺,针尖朝鼻中隔方向进针0.5~1寸,内关直刺1寸,神门直刺1寸,太冲直刺0.5~1寸,均平补平泻。

【结果】在治疗第2周末HAMD平均减分率>25%,达到进步,第6周末平均减分率>50%,达到显著进步。总有效率87%,显效率69%。治疗前后HAMD减分率均有显著性差异(P<0.01)。

【出处】陆晓红,林虹,陈东升.产后郁郁症的针刺干预治疗[J].针灸临床杂志,2008,24(7):13-14.

方法2

【穴位】心、肾、肝、脾、皮质下、丘脑、神门。

【操作】用王不留行籽常规贴压操作,轻轻揉按1~2min,每天按压3~5次,每周5天,共治疗8周。

【结果】效果较好。

【出处】刘新波.耳穴压豆联合高压氧对产后焦虑并抑郁症患者的疗效研究[J].山东医学高等专科学校学报,2013,35(6):439-442.

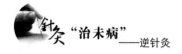

方法3

【穴位】百会、肝俞、脾俞、合谷、太冲、内关。

【操作】各穴按摩2~5 min,各穴按摩间隔5~10秒,每天早晚各一次。手法应采用揉法、按法。

【结果】情志护理配合穴位按摩可改善产后抑郁患者的心理状态和生活质量。

【出处】傅月珍.情志护理配合穴位按摩对产后抑郁患者康复的影响[J].护理与康复,2009,8(6):463-465.

二、既病防变

（一）临床表现

多于产后6周内起病,多表现为无精力、无体力、无兴趣、无乐趣,常感到心情压抑、沮丧、情感淡漠等,不仅严重危害产妇的身心健康及婚姻和家庭,而且影响婴幼儿的发育及情绪、智力。

（二）治疗

方法1

【穴位】期门、太冲、丰隆、脾俞、足三里、天突、内关。

【操作】毫针常规针刺得气后,用 HANS LH202 型电针仪,频率为2 Hz,电流强度为1 mA,每日一次,每次30 min。

【结果】治疗前后差异有统计学意义（$P < 0.05$）。

【出处】徐峰.逍遥散配合针灸治疗产后抑郁症的临床研究[J].世界中西医结合杂志,2013,8(9):896-899.

方法2

【穴位】心、肾、肝、脾、皮质下、丘脑、神门。

【操作】用王不留行籽常规贴压操作,轻柔1~2 min,每天按压3~5次,每周5天,共治疗8周。

【结果】观察组疗效及焦虑自评量表（SAS）、抑郁自评量表（SDS）和爱丁堡产后抑郁量表（EPDS）评分均优于对照组（$P <$

0.01）。

【出处】刘新波. 耳穴压豆联合高压氧对产后焦虑并抑郁症患者的疗效研究［J］. 山东医学高等专科学校学报，2013，35（6）：439－442.

三、愈后防复

1. 产妇本身要保持心情舒畅，对自身的心理变化要有意识地控制，切不可听之任之发展忧郁、愁闷。

2. 营造一个安静、舒适的环境，保证足够的休息和睡眠，减少不必要的打扰和探视，避免不良刺激，如婴儿性别、疾病、体形恢复、经济负担等。切忌只顾孩子，把产妇晾在一边无人过问。

3. 与产妇建立良好的人际关系、社会支持、指导产妇进行自我调节、争取良好的家庭氛围及做好孕期保健等。

4. 采取相应的心理疏导干预措施，有针对性地进行心理保健工作活动。耐心倾听其倾诉，了解并理解其感受，消除其内心的不安、担心、忧虑等。多与其他新妈妈一起聊聊带孩子的感受等。

5. 放松心情，小睡、读书、洗澡、听音乐、看影碟、精美杂志等，控制抑郁情绪的发展。

第三节　更年期综合征

一、未病先防

（一）更年期综合征高危人群的范围

更年期综合征高危人群主要包括神经类型属弱型或不稳定型的人、长期从事脑力劳动的人，以及女性身体处于不健康的状况、身体素质差、营养不足等。

（二）更年期综合征高危人群的中医分类

根据中医基础理论和个人体质辨识，更年期综合征高危人群一

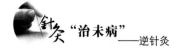
般分为以下七类。

1. 平和类　无明显不适。

2. 痰湿类　形体肥胖、腹部肥满松软。面部皮肤油脂较多,多汗且黏,胸闷,痰多。面色淡黄而暗,眼胞微浮,容易困倦,口黏腻或甜,身重不爽,喜食肥甘甜品,大便正常或不实,小便不多或微混。经行延后,甚或闭经,带下量多,形体肥胖,胸闷泛恶。舌淡胖,苔白腻,脉滑。

3. 气郁类　形体以瘦者为多。性格不稳定,忧郁脆弱、敏感多疑,对精神刺激适应能力较差。平素多闷闷不乐或烦躁易怒,善太息。经行不畅,紫黯有块,胸胁乳房胀痛。舌有瘀斑、瘀点,脉涩。

4. 阴虚类　形体瘦长,手足心热。平素易口燥咽干,鼻微干,口渴喜冷饮,大便干燥,舌红少津少苔。面色潮红、有烘热感,目干涩,视物花,唇红微干,皮肤偏干、易生皱纹,眩晕耳鸣,睡眠差,小便短涩。脉象细弦或数。

5. 湿热类　形体偏胖或苍瘦,性格多急躁易怒,平素面垢油光,易生痤疮粉刺,身重困倦,眼睛红赤,大便燥结,或黏滞,小便短赤,男性易阴囊潮湿,女性易带下增多。舌质偏红,苔黄腻,脉象多见滑数。

6. 特禀类　形体特征无特殊,或有畸形,或有先天生理缺陷。常见遗传性疾病有垂直遗传,先天性、家族性特征;胎传性疾病为母体影响胎儿个体生长发育及相关疾病特征。过敏体质者易药物过敏,易患花粉症等。对外界环境适应能力差,如过敏体质者对季节、环境粉尘花粉等过敏,易引发宿疾。

7. 血瘀类　形体以中等偏瘦为主、腹部微硬。平素面色晦黯,皮肤偏暗或色素沉着,肌肤干,口唇暗淡或紫,舌下静脉曲张。多伴痛经、闭经或伴有经色紫黯有块。舌质紫黯或有瘀斑,苔薄白,脉涩。

（三）更年期综合征高危人群逆针灸

方法1

【穴位】关元。

【操作】常规针刺或灸。

【出处】王洪彬,李晓泓,宋晓琳等.围绝经期介入逆针灸关元穴作用的研究[J].上海针灸杂志,2009,28(7):423-425.

方法2

【穴位】A组:三阴交、太溪、足三里、太冲、合谷、子宫、关元、中脘;B组:膈俞、肝俞、脾俞、肾俞、关元俞、次髎俞。

【操作】两组穴交替使用,三阴交、太溪、足三里、关元、脾俞、肾俞、关元俞使用补法,其余穴平补平泻,阳虚者,在关元、三阴交等处施以温针灸。隔天一次,经期暂停针灸,连续3个月。

【结果】总有效率96%。

【出处】杨晓虹,皮燕.针灸干预防治早发更年期综合征50例[J].现代中医药,2012,32(5):48-49.

方法3

【穴位】背部督脉,经大椎至腰阳关及两侧膀胱经两条线;耳穴:内分泌、肾、交感、肾上腺、心、皮质下、神门。

【操作】涂抹刮痧油适量,用刮痧板刮5~10 min,至出痧为度。隔3天刮一次,5次一疗程。耳穴常规消毒后,用王不留行籽置于0.5 cm×0.5 cm的胶布中贴压耳穴,以耳部发红病感发热微痛为度。2天更换一次,10次一疗程。

【结果】痊愈51例,显效64例,好转42例,无效11例,总有效率93.5%。

【出处】薛芳,安玉菊.背部刮痧加耳穴贴压治疗更年期综合征168例[J].上海针灸杂志,2010,29(12):789.

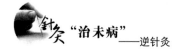

方法4

【穴位】神阙、气海、关元、中极、百会、命门、肾俞。

【操作】艾条灸,每穴 5~10 min,每日一次,以皮肤红晕发热为度。

【出处】临床经验。

二、既病防变

（一）临床表现

以月经紊乱(月经不规律或停经、月经量多或少、经期缩短或延长)为主要症状;神经精神症状:潮热出汗、精神过敏、情绪不稳定;生殖泌尿系统变化;心血管系统变化;骨质疏松;以及肥胖,糖尿病,免疫功能低下导致的肿瘤、感染等。

（二）治疗

方法1

【穴位】关元、三阴交、肾俞、太溪。肾阴虚配照海;肾阳虚配命门;肾阴阳俱虚配照海、命门。

【操作】毫针常规刺,补法或平补平泻。肾阳虚,可加灸。

【出处】高树中.针灸治疗学[M].上海:上海科学技术出版社,第1版.

方法2

【穴位】肺俞、心俞、肝俞、脾俞、肾俞、膈俞、神门、三阴交、百会。肾阴虚加太溪;肾阳虚加命门、神阙。

【操作】除神阙外均常规针刺,五脏俞加膈俞、神门、百会。三阴交用平补平泻手法,太溪用捻转补法,命门用补法并加温针灸,神阙用隔附子饼灸7壮,留针30 min,每天一次,10 次一疗程。

【结果】总有效率96.8%。

【出处】丁燕.针灸治疗更年期综合征疗效观察[J].长春中医药大学学报,2007,23(6):73.

方法 3

【穴位】主穴：脾俞、肾俞、胃俞、三阴交、气海、太溪、足三里、关元、天枢；配穴：命门、阴陵泉、水分、百会、太冲；耳穴：脾、肾、三焦、内生殖器、交感、肾上腺、皮质下、卵巢、内分泌。

【操作】体穴用补法施治，每次留针 30 min，每 10 min 行针一次，以得气为度。关元、气海、水分、足三里穴温针灸 30 min。耳穴和体穴同时进行，以脾、肾、三焦、内分泌为主穴，余穴为配穴，轻刺激为主，每周三次。

【结果】总有效率 97.4%。

【出处】张娜，刘志诚，徐斌. 温针灸为主治疗脾肾阳虚型更年期综合征的疗效分析[J]. 针灸临床杂志，2013，29（3）：1－5.

三、愈后防复

1. 补充蛋白质，最好采用生理价值高的动物性蛋白质，如牛奶、鸡蛋、动物内脏和瘦的牛、羊、猪肉等。限制胆固醇高的食物，例如动物脑、鱼子、蛋黄、肥肉、动物内脏等，都应尽量少吃或不吃。

2. 多吃新鲜水果和绿叶菜。如苹果、梨、香蕉、橘子、山楂、鲜枣以及菠菜、油菜、甘蓝、太古菜、西红柿、胡萝卜等。控制体重，每餐饭不宜过饱，主食适当限制，可多吃些粗粮。不要吃煎炸油腻食物及白糖、甜点、含糖零食，少吃水果（糖分较高）。

3. 食欲较差不宜食用油腻食物时，可用红枣、桂圆加红糖，做成红枣桂圆汤。或用红枣、赤小豆、江米做成红枣小豆粥，亦可用红枣、莲子、糯米煮粥食用，均可收到健脾、益气、补血的效益。

4. 减少食盐量。可吃低盐饮食，每天用 3～5 克对利尿消肿降压均有好处。

5. 禁吃刺激性食物，如酒、可可、咖啡、浓茶以及各种辛辣调味品如葱、姜、蒜、辣椒、胡椒粉等。烹调要用植物油，因为大多数动物油可使胆固醇增高，以葵花籽油、豆油、芝麻油、玉米油、花生油

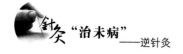

较好。

6.有条件时吃些安神降压食品。如猪心、芹菜叶、红枣汤、酸枣、桑葚等。

7.经常进行中医药保健如脐部疗法足部疗法、刮痧、拔罐等。

第四节　妊娠呕吐

一、未病先防

（一）妊娠呕吐高危人群的范围

妊娠呕吐高危人群主要包括有晕车史、曾患有偏头痛、上一次怀孕时出现过恶心或呕吐的孕妇、怀有双胞胎或多胞胎、以前口服避孕药时出现过恶心或呕吐等不良反应以及身体状况较差,营养不良等。

（二）妊娠呕吐高危人群的中医分类

根据中医基本理论和个人体质辨识,妊娠呕吐高危人群一般分为以下四类。

1.平和类　无明显不适。

2.阴虚类　形体瘦长,手足心热。平素易口燥咽干,鼻微干,口渴喜冷饮,大便干燥,舌红少津少苔。面色潮红、有烘热感,目干涩,视物花,唇红微干,皮肤偏干、易生皱纹,眩晕耳鸣,睡眠差,小便短涩,脉象细弦或数。

3.阳虚类　形体白胖,肌肉不壮。平素畏冷,手足不温,喜热饮食,精神不振,睡眠偏多。面色柔白口唇色淡,易出汗,大便溏薄,小便清长。舌淡胖嫩边有齿痕、苔润,脉象沉迟而弱。

4.痰湿类　形体肥胖、腹部肥满松软。面部皮肤油脂较多,多汗且黏,胸闷,痰多。面色淡黄而暗,眼胞微浮,容易困倦,口黏腻或甜,身重不爽,喜食肥甘甜品,大便正常或不实,小便不多或微混。

经行延后,甚或闭经,带下量多,形体肥胖,胸闷泛恶。舌淡胖,苔白腻,脉滑。

(三)妊娠呕吐高危人群逆针灸

方法1

【穴位】三阴交、关元、足三里、太冲。

【操作】仰卧,点燃艾条一端对准穴位,距离穴位2 cm左右艾灸5～10 min。

【结果】痊愈率96.7%。

【出处】范永军,朱明朗,富春风.艾灸治疗妊娠呕吐151例疗效观察[J].1995,(1):11.

方法2

【穴位】公孙、内关、足三里、三阴交、中脘。

【操作】常规针刺,虚补实泻。留针30 min,隔日一次。

【出处】临床经验。

二、既病防变

(一)临床表现

以妊娠早期反复出现恶心、呕吐、头晕、厌食甚至闻食即吐、食入即吐、不能进食和饮水为主症。病轻者呕吐物较多(尤其进食后),伴有厌食、乏力、嗜睡或失眠,尿酮体阴性;中度呕吐者呕吐频发,闻食即吐,全身出现脱水症状,体温略升高,脉搏增快,血压降低,尿酮体阳性;重度呕吐者临床较少见,主要为持续性呕吐,不能进食和饮水,呕吐物多为黏液、胆汁或咖啡色血渣,尿少或无尿,体温升高,脉搏增快,血压下降,甚至嗜睡、休克、严重脱水和电解质紊乱,尿酮体阳性,尿素氮增高,血胆红素增高。

(二)治疗

方法1

【穴位】中脘、足三里、内关、公孙。脾胃虚弱配脾俞、胃俞;肝

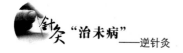
胃不和配期门、太冲;痰湿阻滞配丰隆。

【操作】针刺手法要轻柔,用平补平泻法。腹部腧穴宜浅刺,慎用提插法。

【出处】高树中.针灸治疗学[M].上海:上海科学技术出版社,第1版。

方法2

【穴位】胃、食道、贲门、交感。

【操作】找到阳性反应点后,贴上有王不留行籽的胶布,每隔5~10 min按压3~5次即可,轻揉1 min后重压一次,直至耳郭发红、发热、明显酸胀,每天3~5次。

【结果】痊愈22例,显效6例,无效5例,总有效率84.40%。

【出处】邹祖燕.王不留行耳穴压豆缓解早期妊娠呕吐随机平行对照研究[J].实用中医内科杂志,2013,27(3):34-36.

方法3

【穴位】胃俞、中脘、内关、足三里。

【操作】用生姜片先涂擦穴位至局部皮肤潮红,再将生姜片用胶布固定于上穴。

【结果】临床效果明显。

【出处】临床经验。

三、愈后防复

1.按摩内关、足三里穴位,用示指掌面在穴位上稍用力按压揉动,每穴20~30次,亦可在中脘、内关、脾俞、胃俞、足三里等穴贴生姜片。

2.保持平稳的情绪,避免紧张、激动、焦虑、忧愁等不良心理状态。调动孕妇将要做妈妈的喜悦情绪,以顽强的意志、开朗的性格对待妊娠产生的各种反应。

3.分散注意力,越是害怕呕吐,症状会越发明显,在保证孕妇休息的前提下,安排晚饭前后散步以及适当的文体活动。

4.所居环境应清静、整齐、舒适、空气新鲜。

5.尽量满足孕妇的饮食要求。饮食上少食多餐,可多吃一些酸味或咸味的食物,多食清淡可口易消化、营养较丰富的食物。食物宜温不要太冷太热。

【文献摘录】

黄萍,吕静,贾丽娟等.妊娠呕吐的护理[J].中国医药指南,2008,6(14):121－122.

第五节 乳 癖

一、未病先防

(一)乳癖高危人群的范围

乳癖高危人群主要包括情绪不稳或长期压抑的女性,30岁以上未婚、未育或哺乳少甚至为了保持体形而拒绝哺乳的女性,长期使用含有雌激素的面霜,内衣穿的不合适过松或过紧的女性等。

(二)乳癖高危人群的中医分类

根据中医基础理论和个人体质辨识,乳癖高危人群一般分为以下四类。

1.平和类 无明显不适。

2.气郁类 形体以瘦者为多。性格不稳定,忧郁脆弱、敏感多疑,对精神刺激适应能力较差。平素多闷闷不乐或烦躁易怒,善太息。经行不畅,紫黯有块,胸胁乳房胀痛。舌有瘀斑、瘀点,脉涩。

3.血瘀类 形体以中等偏瘦为主、腹部微硬。平素面色晦黯,皮肤偏暗或色素沉着、肌肤干,口唇暗淡或紫,舌下静脉曲张。多伴月经推后、痛经、闭经或伴有经色紫黯有块。舌质紫黯或有瘀斑,苔薄白,脉涩。

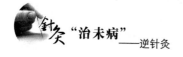
4.阴虚类　形体瘦长,手足心热。平素易口燥咽干,鼻微干,口渴喜冷饮,大便干燥,舌红少津少苔。面色潮红、有烘热感,目干涩,视物花,唇红微干,皮肤偏干、易生皱纹,眩晕耳鸣,睡眠差,小便短涩,脉象细弦或数。

（三）乳癖高危人群逆针灸

方法1

【穴位】足部反射区。

【操作】全足按摩,重点加强脑垂体、胸乳、胸椎、胸部淋巴、上下身淋巴、子宫、卵巢、然谷下、胫骨内侧缘之皮下阳性反应点。按摩力度、频率及时间的长短依患者病情、耐受力、敏感度差异而定。全程约45 min。

【结果】总有效率95.65%。

【出处】詹泰来.足按摩为主治疗乳腺增生病46例[J].湖南中医药学报,1998,4(10):23－24.

二、既病防变

（一）临床表现

乳房疼痛(常为胀痛或刺痛,与月经周期及情绪变化有关)、乳房肿块、乳头溢液、月经失调、情志改变,体检乳房内可触及单个或多个大小不等的不规则结节,通过钼靶X线、B超等可以检测。

（二）治疗

方法1

【穴位】太冲、关元、三阴交、血海、患侧乳根、膺窗。

【操作】乳根、膺窗快速斜刺法,针尖指向乳头,行针捻转至有酸麻胀感为止,电针连续波,强度以患者能忍受为度,余穴平补平泻。留针30～40 min,每日一次,10次一疗程,休息1周做下一疗程。

【结果】痊愈45例,显效1例,有效3例,总有效率100%。

【出处】胡英,郑苏蓉.针灸治疗乳癖60例[J].四川中医,2004,6:91.

方法2

【穴位】肝郁气滞型:乳根、膻中、天井;肝肾阴虚型:乳根、三阴交、照海;冲任失调型:乳根、血海、关元、照海。

【操作】乳根向乳房平刺0.5寸,平补平泻;膻中向下平刺0.8寸,捻转泻法;天井直刺1寸,提插泻法;三阴交提插补法;血海、关元补法。每日一次,每次30 min。

【结果】痊愈76例,显效24例,有效16例,无效4例。

【出处】鲍艳华.针灸治疗乳腺增生病120例[J].中国医药导报2007,4(22):83.

方法3

【穴位】胸组:屋翳、膻中、合谷;背组:天宗、肩井、肝俞。肝火旺去合谷加太冲、侠溪;肝肾阴虚去肝俞加太溪;气血双虚去肝俞、合谷加脾俞、足三里;月经不调去合谷加三阴交;胸闷去合谷加外关。

【操作】两组穴交替使用,每日一次,虚补实泻,留针30 min,留针期间行针四次。

【结果】总有效率95.13%。

【出处】郭诚杰.针刺治疗乳腺增生500例疗效观察[J].中国针灸,1986,4:2-4.

三、愈后防复

1.保持心情舒畅,稳定情绪。多运动,保持正常体重。

2.适龄婚育,适当哺乳。保持夫妻生活和睦、生活规律。

3.少吃油炸食品、动物脂肪、甜食及过多进补食品,多吃富含维生素A、C的食物,多吃绿色蔬菜和水果,多吃粗粮、豆类,严格控制咖啡、红茶、可可、巧克力以及咖啡因等物质的摄入,戒烟限酒。

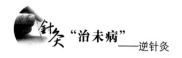

4. 多听放松类型的音乐,多呼吸新鲜空气。

5. 经常进行足底按摩保健,背部刮痧等利于身体健康的预防保健项目。

第六节　胎动不安

一、未病先防

（一）胎动不安高危人群的范围

胎动不安高危人群主要包括年龄 35 岁以上的高龄孕妇、反复做人流、长期过量吸烟、饮酒以及喝咖啡的女性、生活工作压力过大、丈夫高龄等。

（二）胎动不安高危人群的中医分类

根据中医基本理论和个人体质辨识,胎动不安高危人群一般分为以下六类。

1. 平和类　无明显不适。

2. 阳虚类　形体白胖,肌肉不壮。平素畏冷,手足不温,喜热饮食,精神不振,睡眠偏多。面色柔白,口唇色淡,易出汗,大便溏薄,小便清长。舌淡胖嫩,边有齿痕、苔润,脉象沉迟而弱。

3. 气郁类　形体以瘦者为多。性格不稳定,忧郁脆弱、敏感多疑,对精神刺激适应能力较差。平素多闷闷不乐或烦躁易怒,善太息。经行不畅,紫黯有块,胸胁乳房胀痛。舌有瘀斑、瘀点,脉涩。

4. 气虚类　肌肉不健壮,平素语音低怯,气短懒言,肢体容易疲乏,精神不振,易出汗;面色偏黄,目光少神,唇色少华,头晕,心悸腰酸,耳鸣,月经色淡,经量少质稀。舌淡,脉沉细。

5. 阴虚类　形体瘦长,手足心热。平素易口燥咽干,鼻微干,口渴喜冷饮,大便干燥,舌红少津少苔。面色潮红、有烘热感,目干涩,视物花,唇红微干,皮肤偏干、易生皱纹,眩晕耳鸣,睡眠差,小便短涩,脉象细弦或数。

6. 血瘀类　形体以中等偏瘦为主、腹部微硬。平素面色晦黯,皮肤偏暗或色素沉着,肌肤干,口唇暗淡或紫,舌下静脉曲张。多伴月经推后、痛经、闭经或伴有经色紫黯有块。舌质紫黯或有瘀斑,苔薄白,脉涩。

(三)胎动不安高危人群逆针灸

方法1

【穴位】公孙。

【操作】针刺后加电针,频率为120~250次/分钟,强度逐渐加至孕妇感受到电流刺激而无疼痛为度,时间30 min。

【结果】11例怀孕至足月,1例失败。

【出处】Julia J Tsrei. 妊娠时针刺刺激的影响:引产与保胎[J]. Obstet Gynecol,1977,50(4):497.

方法2

【穴位】关元、子宫、足三里、三阴交、太溪。

【操作】常规针刺,每日一次,留针30 min,每周五次。

【结果】临床效果明显。

【出处】临床经验。

二、既病防变

(一)临床表现

有明显的停经史,首先出现的症状往往是阴道出血,一般出血量少,常为暗红色,或为血性白带,但历时有时可达4~5天至一周以上。在流血出现后数小时至数周,可伴有轻度下腹痛或腰背痛,在妊娠12周以后,患者有时可感到阵发性腹痛。妇科查体可见宫颈口未开,无妊娠物排出,子宫大小与停经时间相符。

(二)治疗

方法1

【穴位】中极、归来、漏骨、足三里(怀孕5个月以内)。

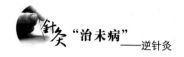

【操作】下腹穴用补法,下肢穴平补平泻。

【结果】全部足月生产。

【出处】文良中.针刺可以保胎[J].浙江中医杂志,1989,(12):558.

方法2

【穴位】曲骨、子宫、地机、三阴交(怀孕5个月或以上者)。

【操作】下腹穴用补法,下肢穴平补平泻。

【结果】全部足月生产。

【出处】文良中.针刺可以保胎[J].浙江中医杂志,1989,(12):558.

方法3

【穴位】百会、关元、中极、大赫、气穴。

【操作】艾灸每穴15～20 min,每日两次。

【结果】治愈。

【出处】刘炳权.艾灸疗法临床应用[J].中国针灸,1982,(1):47.

三、愈后防复

1.孕妇应该多卧床休息,禁止性生活,减少活动。

2.保证情绪稳定,避免过分紧张和焦虑。

3.避免刺激乳房,刺激乳房可引起宫缩,导致先兆流产的发生。

4.注意阴道流血和腹痛情况,不要做过重的体力劳动。

5.加强营养。必要时可服用保胎中药。

<h2 style="text-align:center">第七节 痛 经</h2>

一、未病先防

（一）痛经高危人群的范围

痛经高危人群主要包括体型偏瘦、初潮年龄偏小、经期过度劳累、紧张、寒冷及过敏体质、喜欢抽烟、人工流产手术在两次或宫腔操作过频的女性、过早开始性生活的女性、有很多性伴侣的女性、在经期、孕期、产褥期对生殖器的卫生重视不够及子宫内放置避孕环的女性等。

（二）痛经高危人群的中医分类

根据中医基础理论和个人体质辨识，痛经高危人群一般分为以下五类。

1.平和类 无明显不适。

2.气虚类 肌肉不健壮，平素语音低怯，气短懒言，肢体容易疲乏，精神不振，易出汗；面色偏黄，目光少神，唇色少华，头晕，心悸腰酸，耳鸣，月经色淡，经量少质稀。舌淡，脉沉细。

3.气郁类 形体以瘦者为多。性格不稳定，忧郁脆弱、敏感多疑，对精神刺激适应能力较差。平素多闷闷不乐或烦躁易怒，善太息。经行不畅，紫黯有块，胸胁乳房胀痛。舌有瘀斑、瘀点，脉涩。

4.血瘀类 面色偏暗，嘴唇颜色偏暗，舌下的静脉瘀紫。皮肤比较粗糙，有时在不知不觉中会出现皮肤瘀青。眼睛里的红丝很多，刷牙时牙龈容易出血。容易烦躁、健忘，性情急躁。月经时小腹疼痛，不喜揉按，经血色黯，有血块。

5.阳虚类 肌肉不健壮，时感手脚发凉，胃脘部、背部或腰膝部怕冷，衣服比别人穿得多，夏天不喜欢吹空调，喜欢安静，吃或喝凉的东西总会感到不舒服，容易大便稀溏，小便颜色清而量多。性格

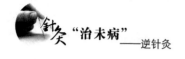

多沉静、内向。经期小腹隐隐冷痛,或小腹及阴部空坠,喜揉按,月经量少,颜色偏淡。

(三)痛经高危人群逆针灸

方法1

【穴位】神阙、关元、足三里。

【操作】艾条灸,每穴 15 ~ 20 min,每日一次,直至月经来潮。

【结果】临床效果明显。

【出处】民间验方。

方法2

【穴位】三阴交。

【操作】按压三阴交穴,两侧交替进行,每次 10 ~ 20 min。

【结果】临床效果明显。

【出处】民间验方。

二、既病防变

(一)临床表现

经期或行经前后小腹疼痛,随着月经周期而发作。疼痛可放射到胁肋、乳房、腰骶部、股内侧、阴道或肛门等处。一般于月经来潮前数小时即感到疼痛,成为月经来潮之先兆。甚者疼痛难忍,面青肢冷,呕吐汗出,周身无力,甚至晕厥。

(二)治疗

方法1

【穴位】中极、三阴交、地机、十七椎、次髎。气滞血瘀配太冲、血海;寒凝血瘀配关元、归来;气血虚弱配气海、血海;肾气亏损配肾俞、太溪。

【操作】针刺中极,宜用连续捻转手法,使针感向下传导。寒凝血瘀、气血虚弱、肾气亏损,宜加灸法。疼痛发作时可用电针。发作期每日治疗 1 ~ 2 次,非发作期可每日或隔日一次。

【出处】高树中.针灸治疗学[M].上海:上海科学技术出版社,第1版.

方法2

【穴位】神阙。

【操作】将吴茱萸、生白芍、乳香、延胡索、冰片等药物超微粉碎混合,取适量置于神阙穴,外周用特制面圈固定,再加自制艾炷灸,于经前一周治疗,每次约2小时,每隔3天一次直至月经来潮。

【结果】隔药灸脐法治疗原发性痛经疗效较好。

【出处】杜冬青,尹翠菊,马玉侠等.隔药灸脐法治疗原发性痛经临床研究[J].上海针灸杂志,2011,30(8):514-516.

方法3

【穴位】十七椎。

【操作】疼痛时针刺十七椎,留针30 min。

【结果】针刺十七椎治疗原发性痛经有明显的镇痛效应。

【出处】张磊,李昭凤,高树中等.单针十七椎穴对原发性痛经患者镇痛效应观察[J].长春中医药大学学报,2012,28(6):985-987.

三、愈后防复

1.正确认识月经,知道月经是一个正常现象,不必顾虑,消除对月经的紧张、恐惧心理,心情要愉快。可以看一些有关生理知识方面的书。

2.经前期及经期少吃生冷辛辣食物,不要受凉,否则会加重痛经。可喝一些热的红糖姜水。下腹部保持温热,改善盆腔血液循环,利于疼痛减轻。

3.生活上注意调理,做到有规律。劳逸结合,保证充足的睡眠时间,有利于身体健康和改善脑神经疲劳状态。经前3~4天吃易消化的食物,多吃蔬菜和水果,保持大便通畅,以免因便秘造成盆腔

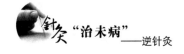

充血,加重痛经。经期避免过重劳动和剧烈运动。

4.痛经严重影响生活和工作学习时可适当口服止痛药。

5.经前一周用活血药物隔药灸神阙穴,同时自行按压三阴交、地机等穴。

第八节　月经不调

一、未病先防

(一)月经不调高危人群的范围

月经不调高危人群主要包括从事化工原料、人造纤维生产,或制造四氯化碳、玻璃纸等产品的女工、从事飞行服务工作的女性、芭蕾舞演员、运动员、生活不规律、有便秘史、喜食烟酒的女性、喜食冷饮的女性、长期接触电磁波、滥用抗生素、长期口服避孕药等。

(二)月经不调高危人群的中医分类

根据中医基本理论和个人体质辨识,月经不调高危人群一般分为以下四类。

1.平和类　无明显不适。

2.肝郁类　形体以瘦者为多。性格不稳定,忧郁脆弱、敏感多疑,对精神刺激适应能力较差。平素多闷闷不乐或烦躁易怒,善太息。月经后期或经期先后不定,月经量少,乳房胀痛。舌红,苔薄白,脉弦。

3.气虚类　肌肉不健壮,平素语音低怯,气短懒言,肢体容易疲乏,精神不振,易出汗;面色偏黄,目光少神,唇色少华,头晕,心悸腰酸,耳鸣,月经色淡,经量少质稀。舌淡,脉沉细。

4.血瘀类　形体以中等偏瘦为主、腹部微硬。平素面色晦黯,皮肤偏暗或色素沉着,肌肤干,口唇暗淡或紫,舌下静脉曲张。多伴痛经、闭经或伴有经色紫黯有块。舌质紫黯或有瘀斑,苔薄白,脉涩。

（三）月经不调高危人群逆针灸

方法1

【穴位】神阙。

【操作】隔药灸脐,根据不同体质人群应用不同方药组成共研细末,取适量置于神阙穴,外周用特制面圈固定,再加自制艾炷灸,每次约2小时,每周一次。

【结果】综合药物与特定穴位的双重作用,可以明显改善人的体质。

【出处】高树中经验方。

二、既病防变

（一）临床表现

月经周期异常改变:①不规则子宫出血,包括:月经过多或持续时间过长,常见于子宫肌瘤,子宫内膜息肉,子宫内膜增殖症,子宫内膜异位症等;月经过少,经量及经期均少;月经频发即月经间隔少于25天;月经周期延长即月经间隔长于35天;不规则出血,可由各种原因引起,出血全无规律性,以上几种情况可由局部原因,内分泌原因或全身性疾病引起;②功能性子宫出血,指内外生殖器无明显器质性病变,而由内分泌调节系统失调所引起的子宫异常出血,是月经失调中最常见的一种,常见于青春期及更年期,分为排卵性和无排卵性两类,约85%病例属无排卵性;③绝经后阴道出血,指月经停止6个月后的出血,常由恶性肿瘤,炎症等引起;④闭经,指从未来过月经或月经周期已建立后又停止3个周期以上,前者为原发性闭经,后者为继发性闭经。

（二）治疗

方法1

【穴位】地机、关元、气海。

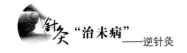
【操作】地机穴毫针直刺,平补平泻,得气后将长 2 cm 的艾条点燃插在针柄上,下面放上纸片以免烫伤皮肤,共灸 2 壮,以局部皮肤潮红为度;气海、关元直刺,平补平泻,共留针 30 min,期间每隔 5 min 捻转一次。

【结果】总有效率93.5%。

【出处】顾忠平.温针灸地机穴治疗月经不调疗效观察[J].上海针灸杂志,2012,31(9):662-663.

方法 2

【穴位】阴交、关元、中极、子宫、三阴交、合谷。气虚加足三里、脾俞;血虚加脾俞、膈俞;肾虚叫肾俞、太溪;气郁加太冲、期门;血热加行间、血海;血寒加命门、归来。

【操作】三阴交、合谷强刺激,虚证用补法,实证用泻法,每次留针 40 min,期间行针一次,余穴常规针刺。

【结果】治愈49 例,好转10 例,无效4 例,总有效率93.7%。

【出处】刘广霞.针灸治疗无排卵型月经不调63 例[J].安徽中医学院学报,2011,30(1):40-41.

方法 3

【穴位】主穴:气海、血海、中极、归来、合谷;配穴:三阴交、肾俞、脾俞、上髎、次髎。

【操作】常规针刺,使针感产生酸麻、胀痛感,有上行下窜感,留针 40 min,每日一次。灸穴取气海、中极、归来,隔姜灸,每次 2 壮,使局部皮肤微红有热感。

【结果】月事按时,均为治愈。

【出处】郎秋生.针灸治疗月经不调16 例[J].上海针灸杂志,2008,27(8):37.

三、愈后防复

1.平素体质瘦弱阴虚火旺者饮食上少吃助阳之品,多食黑木耳、藕汁、清热凉血等食物。平素体胖怕冷阳气不足者,少食寒凉,生冷之品。平素脾胃虚弱中气不足者,可食一些补中益气的药膳。平素善惊易恐郁结不乐者忌食油腻不易消化的食物。

2.劝导病人防止过思过虑,避免愤郁暴怒,情绪激动,应当乐其情志,宽其胸怀,不郁戒怒,肝气调达病能自愈。

3.经期不宜冷水洗涤,衣着厚薄适宜,避免外邪侵袭,根据血得热者则行的特点,热熨少腹,使气顺血和,冲任流通,经血畅行。

4.月经期应劳逸适度,既不可过劳也不可过逸,加强锻炼,增强体质,使正气充盛,经络通畅,气血调和,便可减少和防止月经病。

5.经期当戒房事。

第九节　子宫肌瘤

一、未病先防

(一)子宫肌瘤高危人群的范围

子宫肌瘤高危人群主要包括35岁以上未育女性提前进入更年期、长期性生活失调的而易引起的激素水平分泌紊乱的女性、面临工作和家庭等精神压力较重的女性、平素情绪低落、抑郁的女性。

(二)子宫肌瘤高危人群的中医分类

根据中医基础理论和个人体质辨识,子宫肌瘤高危人群一般分为以下五类。

1.平和类　无明显不适。

2.气虚类　肌肉不健壮,平素语音低怯,气短懒言,肢体容易疲乏,精神不振,易出汗;面色偏黄,目光少神,唇色少华,头晕,心悸腰酸,耳鸣,月经色淡,经量少质稀。舌淡,脉沉细。

3.痰湿类　形体肥胖、腹部肥满松软。面部皮肤油脂较多,多汗且黏,胸闷,痰多。面色淡黄而黯,眼胞微浮,容易困倦,口黏腻或

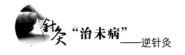
甜,身重不爽,喜食肥甘甜品,大便正常或不实,小便不多或微混。经行延后,甚或闭经,带下量多,形体肥胖,胸闷泛恶。舌淡胖,苔白腻,脉滑。

4.血瘀类　形体以中等偏瘦为主、腹部微硬。平素面色晦黯,皮肤偏暗或色素沉着,肌肤干,口唇暗淡或紫,舌下静脉曲张。多伴月经推后、痛经、闭经或伴有经色紫黯有块。舌质紫黯或有瘀斑,苔薄白,脉涩。

5.气郁类　形体以瘦者为多。性格不稳定,忧郁脆弱、敏感多疑,对精神刺激适应能力较差。平素多闷闷不乐或烦躁易怒,善太息。经行不畅,紫黯有块,胸胁乳房胀痛。舌有瘀斑、瘀点,脉涩。

(三)子宫肌瘤高危人群逆针灸

方法1

【穴位】神阙。

【操作】隔药灸脐,根据不同体质人群应用不同方药组成共研细末,取适量置于神阙穴,外周用特制面圈固定,再加自制艾炷灸,每次约2小时,每周一次。

【结果】药物与穴位的双重作用,可以明显改善人的体质。

【出处】高树中经验方。

方法2

【穴位】子宫、脐周四边(即脐上、下、左、右各旁开0.5寸)、关元、膻中、三阴交、阴陵泉、太冲。

【操作】常规针刺,关元补法,子宫、膻中平补平泻,余穴泻法。得气后留针30 min。

【出处】高树中经验方。

二、既病防变

(一)临床表现

部分患者并无症状,常在妇科普查时才发现患有子宫肌瘤。常见症状是:阴道出血、月经过多、经期延长伴有继发性贫血,当肌瘤较大时,病人可以感觉或触摸到下腹部有肿块;压迫或牵引膀胱时可产生尿频的症状,压迫到直肠可出现便秘;压迫盆腔时可出现腰背酸痛。由于它可以压迫输卵管影响精子和卵子的结合,故可造成婚后不孕。如果是在妊娠中后期,由于子宫肌瘤引起胎位不正而影响子宫收缩易导致早产。

(二)治疗

方法 1

【穴位】足三里、三阴交、地机、阴陵泉。

【操作】常规针刺,平补平泻使之得气,让患者以意引气,气至病所,每次留针 20~30 min,每周 2~3 次,10 次一疗程。

【出处】王波,刘希茹,孙爱军等.李国安针灸治疗子宫肌瘤经验[J].上海中医药杂志,2012,46(8):31-33.

方法 2

【穴位】子宫、关元、气海、中级、三阴交、阴陵泉。

【操作】子宫穴采用温针灸,余穴平补平泻行针 2 min 后,留针 30 min。每周 5 次,15 次一疗程。

【结果】用子宫穴温针灸为主治疗子宫肌瘤有较好的疗效。

【出处】余蕾,张春婷,曹雪梅.子宫穴温针灸为主治疗子宫肌瘤 32 例临床观察[J].针灸临床杂志,2005,21(9):45.

方法 3

【穴位】神阙。

【操作】隔药灸脐,采用活血化瘀类药物共研细末,取适量置于神阙穴,外周用特制面圈固定,再加自制艾炷灸,每次约 2 小时,每隔 3 天一次。

【结果】经 3 个月经周期治疗后,较小的肌瘤可自行消失。

【出处】高树中经验方。

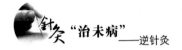

三、愈后防复

1. 防止过度疲劳,经期尤须注意休息。

2. 注意饮食清淡,多吃蔬菜,水果,少食辛辣食品。

3. 保持外阴清洁,干燥,内裤宜宽大,若白带过多,应注意随时冲洗外阴。

4. 确诊为子宫肌瘤后,应每月到医院检查,如肌瘤增大缓慢或未曾增大,可半年复查一次;如增大明显,则应考虑手术治疗,以免严重出血或压迫腹腔脏器。

5. 避免再次怀孕,患子宫肌瘤的妇女在做人工流产后,子宫恢复差,常会引起长时间出血或慢性生殖器炎症。

6. 如果月经量过多,要多吃富含铁质的食物,以防缺铁性贫血。

7. 不要额外摄取雌激素,绝经以后尤应注意,以免子宫肌瘤长大。

8. 需要保留生育能力而又必须手术治疗的,可采用肌瘤挖除术。

9. 按摩。仰卧,施术者站于其旁,用拇指指腹按揉神阙、气海、关元、天枢、四海、归来、子宫、气冲、血海、三阴交穴,每穴 1 min,再用手掌搓热后,放置小腹部,沿顺时针方向摩腹 36 圈后,改逆时针方向摩腹 36 圈,最后用手掌自上而下平推腰背部 10～15 次,以酸胀为度,每日按摩一次,十次为疗程,经期停止按摩。

第十二章　骨科疾病

第一节　肩关节周围炎

一、未病先防

（一）肩关节周围炎高危人群的范围

肩关节周围炎高危人群主要包括以频繁活动肩臂或肩臂必须长时间固定于某一种姿势，尤其是这种姿势大部分是上臂轻度外展、内旋位等人群为主。主要包括厨师、教师、作家、画家、会计、司机和某些办公室工作人员等。

（二）肩关节周围炎高危人群的中医分类

根据中医基本理论和个人体质辨识，肩关节周围炎高危人群一般分为以下三类。

1. 平和类　无明显不适。

2. 阳虚类　形体白胖，肌肉不壮。平素畏冷，手足不温，喜热饮食，精神不振，睡眠偏多。面色柔白口唇色淡，易出汗，大便溏薄，小便清长。舌淡胖嫩边有齿痕、苔润，脉象沉迟而弱。

3. 血瘀类　形体以中等偏瘦为主、腹部微硬。平素面色晦黯，皮肤偏暗或色素沉着，肌肤干，口唇暗淡或紫，舌下静脉曲张。女性多伴痛经、闭经或伴有经色紫黯有块。舌质紫黯或有瘀斑，苔薄白，脉涩。

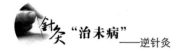

（三）肩关节周围炎高危人群逆针灸

方法1

【穴位】①后颈侧至胸椎；②肩上：颈侧至肩颈；③肩胛：魄户、膏肓、天髎、天宗一带；④肩后：肩贞；⑤肩前：中府；⑥三角肌：肩髃、压痛点；⑦曲池至外关。

【操作】上述部位刮痧，体质强壮者用泻法：即力大，速度快；体弱者用补法：即力小，速度慢；一般者平补平泻。

【结果】痊愈28例，显效32例，好转35例，无效5例，总有效率95%。

【出处】谢雄飞.刮痧疏经法治疗肩周炎100例[C].2006年全国砭石与刮痧疗法学术研讨会论文汇编.

方法2

【穴位】斜方肌上缘、肩胛内侧缘，肩关节周围。

【操作】涂上润滑剂之后，将口径适当的火罐拔上，沿上述部位走罐，以皮肤出现小的瘀血点为度，隔两日一次，十次为一疗程。

【结果】痊愈38例，显效12例，有效3例，无效2例。

【出处】赵臣来.走罐治疗肩周炎55例[J].针灸临床杂志，1995,11(4):39-40.

二、既病防变

（一）临床表现

本病早期以剧烈疼痛为主，功能活动尚可；后期则以肩部功能障碍为主，疼痛反而减轻。除病时单侧或双侧肩部酸痛，并可向颈部和整个上肢放射，日轻夜重，患肢畏风寒，手指麻胀。肩关节呈不同程度僵直，手臂上举、前伸、外旋、后伸等动作均受限制。病情迁延日久，常因寒湿凝滞、气血瘀阻导致肩部肌肉萎缩，疼痛反而减轻。

（二）治疗

方法 1

【穴位】主穴：肩髃、肩内陵、肩贞、肩髎；配穴：曲池、三间、外关、肩后。

【操作】常规针刺，针刺得气后取 1.5 cm 长艾条分别插入针柄上点燃，每日一次，连续 10 次为一疗程。

【结果】痊愈 40 例，好转 6 例，无效 4 例，总有效率 98.0%。

【出处】超波. 温针灸治疗肩周炎 50 例疗效分析［J］. 医学信息，2010，23（5）：1449.

方法 2

【穴位】肩、肩关节、锁骨（患侧），兼有肘以下至手指疼痛。麻木者配以肘、腕、指（患侧）。

【操作】先将皮肤按常规消毒，用左手固定耳郭，拇指在前，示指和中指从后方将所刺穴区（以肩—肩关节—锁骨为例）的耳郭局部顶起，右手拇、示、中指持针，从耳穴肩的上端呈小于 10° 的角度刺入，然后沿着皮下与皮下软骨之间通达到耳穴肩关节及锁骨的皮下，如果一针难以通贯全程，可采用 2～3 支毫针相接连续刺入。进针后，用小幅度的捻转手法捻 5～7 下，留针期间可行此法 2～3 次，以加强针感，共留针 30 min。

【结果】透刺在针后 30 min 时镇痛效果最明显。

【出处】贾春生，李晓峰，马小顺等. 耳针沿皮透刺与直刺对肩周炎快速镇痛效应的比较［J］. 针刺研究，2008，33（5）：339－342.

三、愈后防复

1. 肩部要保暖，不要受凉。

2. 经常适当活动，可做柔软体操、太极拳、八段锦等，不仅使局部血液循环畅通，还可以加强肩部关节囊及关节周围软组织的功能，从而预防或减少肩周炎的加重。

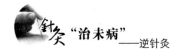

3.肩周炎发生后,最重要的是及早进行患侧主动和被动的肩关节功能锻炼,如弯腰垂臂摆动、旋转、正身爬墙、侧身爬墙、拉滑车等。

4.要忍痛坚持锻炼。无论是主动的或被动的活动,患者都会感到疼痛,而且肩部功能的恢复不会很快,但只要坚持下去,是可以痊愈的。若因怕痛,肩关节长期不动,肩部的肌肉,特别是三角肌会发生萎缩,对肩关节正常功能的恢复是不利的。

5.由于骨折后而引起的肩周炎者,应待骨折完全愈合后,方能进行适量的手法治疗。

6.有高血压、心脏病患者用力不可猛,需谨慎从事。

【文献摘录】

周晓梅.肩关节周围炎的防治与保健[J].时珍国医国药,2004,15(9):623.

第二节　颈椎病

一、未病先防

（一）颈椎病高危人群的范围

颈椎病高危人群主要包括中老年人群,工作姿势不当者,如办公室人员、电脑操作员、文字工作者、教师、会计、科研人员、打字员、驾驶员、运动员、化验分析员、重体力劳动者等,睡眠体位不佳者如枕头偏高,不良生活习惯者如长时间低头玩麻将、打扑克、看电视、看报纸等,有外伤史及颈椎先天性畸形者。

（二）颈椎病高危人群的中医分类

根据中医基本理论和个人体质辨识,颈椎病高危人群一般分为以下四类。

1.平和类　无明显不适。

2.阳虚类 形体白胖,肌肉不壮。平素畏冷,手足不温,喜热饮食,精神不振,睡眠偏多。面色柔白口唇色淡,易出汗,大便溏薄,小便清长。舌淡胖嫩边有齿痕、苔润,脉象沉迟而弱。

3.血瘀类 形体以中等偏瘦为主,腹部微硬。平素面色晦黯,皮肤偏暗或色素沉着,肌肤干,口唇暗淡或紫,舌下静脉曲张。舌质紫黯或有瘀斑,苔薄白,脉涩。

4.痰湿类 形体肥胖、腹部肥满松软。面部皮肤油脂较多,多汗且黏,胸闷,痰多。面色淡黄而暗,眼胞微浮,容易困倦,口黏腻或甜,身重不爽,喜食肥甘甜品,大便正常或不实,小便不多或微混。

(三)颈椎病高危人群逆针灸

方法1

【穴位】以颈肩部循行的经络及其腧穴为主,包括风府、身柱、风池、肩井、天柱、膈俞,根据不同类型的颈椎病还可配合其他穴位进行刮痧。

【操作】患者取坐位或俯卧位,涂抹介质后,由上向下、由内向外,用力均匀,刮拭力量以患者可耐受为宜,先轻后重,缓缓而行,当皮肤出现紫红色或紫黑色痧点时即可。实证逆着经络的走向刮之;虚证顺着经络走向刮之。

【结果】效果显著。

【出处】薛慧,戴新娟.刮痧干预颈椎病的临床研究[J].护理学报,2013,20(5B):15-17.

二、既病防变

(一)临床表现

颈椎病的临床症状较为复杂。主要有颈背疼痛、上肢无力、手指发麻、下肢乏力、行走困难、头晕、恶心、呕吐,甚至视物模糊、心动过速及吞咽困难等。颈椎病的临床症状与病变部位、组织受累程度及个体差异有一定关系。

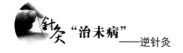

1. 神经根型颈椎病

(1)具有较典型的根性症状(麻木、疼痛),且范围与颈脊神经所支配的区域相一致。

(2)压头试验或臂丛牵拉试验阳性。

(3)影像学所见与临床表现相符合。

(4)痛点封闭无显效。

(5)除外颈椎外病变如胸廓出口综合征、腕管综合征、肘管综合征、肩周炎等所致以上肢疼痛为主的疾患。

2. 脊髓型颈椎病

(1)临床上出现颈脊髓损害的表现。

(2)X线片上显示椎体后缘骨质增生、椎管狭窄。影像学证实存在脊髓压迫。

(3)除外肌萎缩性侧索硬化症、脊髓肿瘤、脊髓损伤、多发性末梢神经炎等。

3. 椎动脉型颈椎病

(1)曾有猝倒发作。并伴有颈性眩晕。

(2)旋颈试验阳性。

(3)X线片显示节段性不稳定或枢椎关节骨质增生。

(4)多伴有交感神经症状。

(5)除外眼源性、耳源性眩晕。

(6)除外椎动脉 I 段(进入颈 6 横突孔以前的椎动脉段)和椎动脉 III 段(出颈椎进入颅内以前的椎动脉段)受压所引起的基底动脉供血不全。

(7)手术前需行椎动脉造影或数字减影椎动脉造影(DSA)。

4. 交感神经型颈椎病　临床表现为头晕、眼花、耳鸣、手麻、心动过速、心前区疼痛等一系列交感神经症状,X线片颈椎有失稳或退变。椎动脉造影阴性。

5.食管压迫型颈椎病　颈椎椎体前鸟嘴样增生压迫食管引起吞咽困难(经食管钡剂检查证实)等。

6.颈型颈椎病　颈型颈椎病也称局部型颈椎病,是指具有头、肩、颈、臂的疼痛及相应的压痛点,X线片上没有椎间隙狭窄等明显的退行性改变,但可以有颈椎生理曲线的改变,椎体间不稳定及轻度骨质增生等变化。

(二)治疗

方法1

【穴位】①颈百劳、大椎、肩井;②新设(第3、4颈椎之间,旁开1.5寸)、大杼。

【操作】充分暴露穴位,常规消毒,每个穴位皮下注入0.1 ml利多卡因麻醉,呈皮丘状。左手固定穴位,右手持消毒过的钩状挑治针对准穴位刺入约2 mm,纵行挑破皮肤2 mm,然后将针深入表皮下挑,针尖由深到浅牵拉皮下纤维组织,做左右摇摆旋转牵拉动作12次,尽量挑断皮下纤维组织,埋好针口,将挑断的纤维剪断或放入创口内。碘酒消毒,盖上消毒纱块,胶布固定。两组穴位交替使用。

【结果】针挑组痊愈率为57.1%。

【出处】符文彬,张洪来,朱晓平等.针挑治疗颈椎病的随机对照研究[J].中国针灸,2005,25(9):607-609.

方法2

【穴位】天柱(双)、颈百劳(双)、大杼(双),曲池(双)。

【操作】天柱穴向下斜刺约0.5~1寸,刺入后行快速捻转手法,颈百劳、大杼穴向棘突方向斜刺1寸,曲池穴则垂直刺入;以有酸麻胀重感为度,得气后接G6805Ⅱ型电针仪,先用密波10 min,再用疏密波20 min,强度均以患者能耐受为度。

【出处】贺君,庄礼兴.颈三针治疗神经根型颈椎病97例临床观

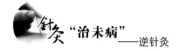

察[J].新中医,2008,40(11):67-68.

方法3

【穴位】颈项部、背部或手臂部等处督脉、足太阳膀胱经、手三阴经循行所分布的经络腧穴。

【操作】沿表皮,虚证顺着经络走向刮之即为补刮,实证逆着经络的走行刮之即为泻刮;由轻至重,一般每个部位刮4~9 min,使局部皮肤充血,直到刮出皮下出血凝结成像米粒样的红点为止。隔日一次,1周为一疗程。

【结果】治疗组100例,痊愈71例,好转27例,无效2例,总有效率为98.10%。

【出处】黎小苟,章丹.刮痧治疗颈椎病100例[J].长春中医药大学学报,2010,26(5):725.

三、愈后防复

1. 阅读有关颈椎病的书,掌握用科学的手段防治疾病。

2. 保持乐观精神,树立与疾病艰苦抗衡的思想,配合医生治疗,减少复发。

3. 加强颈肩部肌肉的锻炼,在工间或工余时,做头及双上肢的前屈、后伸及旋转运动,既可缓解疲劳,又能使肌肉发达,韧度增强,从而有利于颈段脊柱的稳定性,增强颈肩顺应颈部突然变化的能力。

4. 避免高枕睡眠的不良习惯,高枕使头部前屈,增大下位颈椎的应力,有加速颈椎退变的可能。

5. 注意颈肩部保暖,避免头颈负重物,避免过度疲劳,坐车时不要打瞌睡。

6. 及早、彻底治疗颈、肩、背软组织劳损,防止其发展为颈椎病。

7. 劳动或走路时要防止闪、挫伤。

8. 长期伏案工作者,应定时改变头部体位,按时做颈肩部肌肉的锻炼。

9.注意端正头、颈、肩、背的姿势,不要偏头耸肩、谈话、看书时要正面注视。要保持脊柱的正直。

第三节　膝骨关节炎

一、未病先防

(一)膝骨关节炎高危人群的范围

膝骨关节炎高危人群一般包括肥胖症、长期伏案办公、使用电脑等"久坐族"、某些特殊职业人群如矿工、司机、工厂流水线员工、职业运动员等。世界卫生组织统计,50岁以上人群中,骨关节炎的发病率为50%,55岁以上的人群中,发病率为80%。骨关节炎患者中,女性比男性多见。

(二)膝骨关节炎高危人群的中医分类

根据中医基础理论和个人体质辨识,膝骨关节炎高危人群一般分为以下六类。

1.平和类　无明显不适。

2.阳虚类　形体白胖,肌肉不壮。平素畏冷,手足不温,喜热饮食,精神不振,睡眠偏多。面色柔白口唇色淡,易出汗,大便溏薄,小便清长。舌淡胖嫩边有齿痕、苔润,脉象沉迟而弱。

3.气虚类　肌肉不健壮,平素语音低怯,气短懒言,肢体容易疲乏,精神不振,易出汗;面色偏黄,目光少神,唇色少华,头晕,心悸腰酸,耳鸣。舌淡,脉沉细。

4.阴虚类　形体瘦长,手足心热。平素易口燥咽干,鼻微干,口渴喜冷饮,大便干燥,舌红少津少苔。面色潮红、有烘热感,目干涩,视物花,唇红微干,皮肤偏干,易生皱纹,眩晕耳鸣,睡眠差,小便短涩。脉象细弦或数。

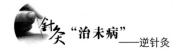

5. 痰湿类　形体肥胖、腹部肥满松软。面部皮肤油脂较多,多汗且黏,胸闷,痰多。面色淡黄而暗,眼胞微浮,容易困倦,口黏腻或甜,身重不爽,喜食肥甘甜品,大便正常或不实,小便不多或微混。

6. 血瘀类　形体以中等偏瘦为主、腹部微硬。平素面色晦黯,皮肤偏暗或色素沉着,肌肤干,口唇暗淡或紫,舌下静脉曲张。舌质紫黯或有瘀斑,苔薄白,脉涩。

(三)膝骨关节炎高危人群逆针灸

方法 1

【穴位】阳陵泉、曲泉、足三里、阴陵泉。

【操作】阳陵泉、曲泉毫针针刺,施以电针,阳陵泉接负极,曲泉接正极,频率 100 Hz 左右,强度 2 mA 左右,选用连续波或疏密波,留针 20～30 min。足三里、阴陵泉艾灸,可选雷火雀啄灸或雷火回旋灸,时间 35～40 min 为宜。

【出处】晋松,董超,梁繁荣. 浅谈治未病与老年性膝骨关节退行性变[J]. 陕西中医,2011,32(1):56-58.

方法 2

【穴位】杜氏骨科推拿手法。

【操作】第一步围绕关节做揉法、接㨰法、摩法等,以放松局部,消除紧张状态,时间持续约 5 min;第二步寻找条索状、结节状阳性点,用稍强的力量做分筋理筋与弹筋剥络,这一步是治疗中的重点,时间持续约 10 min;第三步推法、按法、拿法、叩击法、摇法等,进一步松弛关节并活动关节,时间持续约 7 min;最后一步相对轻柔点压关节周围穴位,以达到动中求静,动静结合,时间持续约 3 min。

【出处】晋松,董超,梁繁荣. 浅谈治未病与老年性膝骨关节退行性变[J]. 陕西中医,2011,32(1):56-58.

二、既病防变

（一）临床表现

膝骨关节炎是疼痛门诊的常见病,患者主要表现为关节疼痛、功能障碍。关节疼痛在早期可仅表现活动时隐痛,随着患者病情的发展,疼痛逐渐加重,性质改变为胀痛,在上下楼、下蹲、起立时明显,严重时在静止状态也可有疼痛发作。有的表现为在行走过程关节腔内砾轧音、关节打空、绞索。有的表现为关节僵直。严重的膝骨关节炎患者还可伴有关节肿胀、周围水肿、肌肉萎缩等。

查体膝关节周围可有压痛点、水肿,有关节积液时浮髌征可阳性。膝关节X线片检查可见骨赘形成、关节间隙变窄、骨质疏松、髌下脂肪垫消失等。

（二）治疗

方法1

【穴位】尺泽。

【操作】关节对应取穴,取站立位,用随咳进针法针之。

【结果】多数患者能即刻减轻疼痛。

【出处】高树中.一针疗法[M].济南:济南出版社,2007.4.

方法2

【穴位】内、外膝眼、阳陵泉、膝阳关、鹤顶。

【操作】毫针针刺得气后针尾上套上1.5 cm长的艾条点燃,温灸,烧3段艾条后出针,血海、梁丘只针不灸,留针40 min。

【结果】基本痊愈率30.0%,总有效率95.0%。

【出处】王建国,何丽娟.温针灸治疗膝骨关节炎疗效观察[J].中国针灸,2007,27(3):191-192.

方法3

【穴位】阿是穴。

【操作】患者取卧位,膝关节伸直位,如有屈曲畸形,则在腘窝

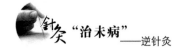

部垫枕。术者戴无菌手套,患者膝部皮肤常规碘酒、酒精消毒,铺巾。在髌周、侧副韧带和髌韧带附着处、腘窝等部位确定2～3个阿是穴,1%利多卡因作皮肤麻醉,用小针刀刀口线与腱纤维方向平行进刀。以纵行剥离为主,辅以横行剥离,刀下明显松动后即顺原路出刀。敷料包扎,2天内保持术区干燥,避免剧烈活动。依病情治疗2～4次,间隔时间为1周。

【结果】42例膝骨关节炎患者经小针刀治疗后膝关节功能评分的均分与治疗前相比较,增加12.62%;膝关节主动屈伸度平均增加16.90%。

【出处】王庆甫,祁印泽,李俊海等.小针刀疗法改善膝骨性关节炎患者膝关节功能的临床观察[J].北京中医药大学学报,2008,15(4):14－17.

三、愈后防复

1.日常生活中加强对膝关节的关注和保护,注意饮食的调护,进行正确的运动和功能锻炼,注重手法治疗与保健,必要时也可以配合应用药物进行治疗,积极对膝关节退行性变进行防治。

2.避免关节外伤和劳损,天气变化时注意膝关节保暖,天气晴朗时多晒太阳,适当增加用健骨药物,尽量避免穿高跟鞋走路,常穿软底鞋以减少膝关节磨损。

3.在生活中要改善潮湿阴冷环境,或间断性地使用支架式夹板固定受累关节,使关节既可以消肿止痛,又不会僵直。

4.饮食上要告知患者多吃奶制品、豆制品、胶原蛋白、海带、蹄筋等食物,既能防骨质疏松、营养软骨及关节,还能补充雌激素,使骨骼关节更好地进行钙代谢减轻关节炎症状。

5.加强与患者的交流与沟通,减轻他们的心理负担,使他们认识到骨关节病是老年性常见病,并不是绝症,只要在生活上注意锻炼,就可以延缓发病年龄,减轻症状。同时也要告诉患者,一旦膝关节有了疼痛和不舒服时,应该积极去医院检查和治疗,以减少疼痛折磨,增加生活信心,提高自己生活质量。

第四节 腰 痛

一、未病先防

(一)腰痛高危人群的范围

腰痛高危人群一般包括年龄在 30～50 岁之间的人,正常体重范围 25% 的肥胖者,反复不恰当的运动、振动、提举重物等,以及教师、长期开车者、电脑工作者等,所处环境经常潮湿或寒冷、有长期吸烟史及女性产前、产后及围绝经期等。

(二)腰痛高危人群的中医分类

根据中医基础理论和个人体质辨识,腰痛高危人群一般分为以下五类。

1. 平和类　无明显不适。

2. 气虚类　肌肉不健壮,平素语音低怯,气短懒言,肢体容易疲乏,精神不振,易出汗;面色偏黄,目光少神,唇色少华,头晕,心悸腰酸,耳鸣,女性月经色淡,经量少质稀。舌淡,脉沉细。

3. 阳虚类　形体白胖,肌肉不壮。平素畏冷,手足不温,喜热饮食,精神不振,睡眠偏多。面色柔白口唇色淡,易出汗,大便溏薄,小便清长。舌淡胖嫩边有齿痕、苔润,脉象沉迟而弱。

4. 痰湿类　形体肥胖、腹部肥满松软。面部皮肤油脂较多,多汗且黏,胸闷,痰多。面色淡黄而暗,眼胞微浮,容易困倦,口黏腻或甜,身重不爽,喜食肥甘甜品,大便正常或不实,小便不多或微混。淡胖,苔白腻,脉滑。

5. 血瘀类　形体以中等偏瘦为主、腹部微硬。平素面色晦黯,皮肤偏暗或色素沉着,肌肤干,口唇暗淡或紫,舌下静脉曲张。女性多伴

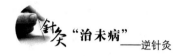
痛经、闭经或伴有经色紫黯有块。舌质紫黯或有瘀斑,苔薄白,脉涩。

（三）腰痛高危人群逆针灸

方法1

【穴位】肾俞、大肠俞、委中。

【操作】常规针刺,肾俞、大肠俞补法,委中平补平泻。得气后留针 20 min,隔日一次。

【结果】临床效果明显。

【出处】临床经验。

方法2

【穴位】肾俞、命门。

【操作】艾条灸,每穴 15 min,每日一次。

【结果】临床效果明显。

【出处】临床经验。

方法3

【穴位】腰部督脉、膀胱经。

【操作】将适量生姜打成碎末,粗细适宜,攥感姜汁,干湿适度,垒于腰部,然后艾绒搓成适当的形状,疏密有度的置于垒好的姜末上,点燃,共灸 2～3 小时为宜。

【结果】临床效果较为明显。

【出处】临床经验。

二、既病防变

（一）临床表现

以腰部疼痛为主要表现。疼痛在腰脊正中为督脉病症;疼痛部位在腰脊两侧,为足太阳经病症。

（二）治疗

方法1

【穴位】踝三针（根痛1、根痛2、根痛3）。

【操作】针尖朝向腰部而非脚趾端,针刺在皮下的位置尽可能紧贴真皮下。

【结果】踝三针对椎间盘突出引起的根性痛镇痛作用显著,起效迅速。

【出处】周友龙,张世卿,孙国胜.踝三针治疗腰椎间盘突出症根性痛临床观察[J].中国针灸,2006,26(12):847-849.

方法2

【穴位】肾俞、委中、大肠俞、关元。寒湿腰痛加腰阳关、命门;风湿腰痛加阴陵泉、三阴交、脾俞、肾俞;瘀血腰痛加膈俞、跗阳、承山;肾虚腰痛加命门、志室、太溪。

【操作】风寒型针后加灸,留针20 min,风湿型针刺局部,留针20 min,瘀血型针后加电针,留针20 min,肾虚型轻刺激,加灸,留针20 min。

【结果】70例患者中,治愈37例,好转28例,无效5例,总有效率93%。

【出处】王永亮.针灸治疗腰痛临床观察[J].黑龙江中医药,2006,3:34-35.

方法3

【穴位】①寒湿腰痛:主穴:腰脊正中疼痛取人中穴,腰椎两侧疼痛取后溪,配穴:脾俞、足三里。②瘀血腰痛:主穴同①,配穴:局部血络瘀阻取阿是穴,劳损日久不愈配肾俞穴。③肾虚腰痛:主穴:肾俞、足三里,配穴:人中、后溪。

【操作】病人站立,先取人中,继取后溪,疼痛较重者用泻法,较轻者平补平泻,绵延不愈者用补法,得气后边行针边令患者做蹲起、弯腰运动,5~10 min后起针。足三里、脾俞、肾俞温针;血络瘀阻点刺拔罐。

【结果】痊愈率69.6%,总有效率95.7%。

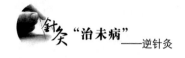

【出处】刘光亭.针灸配合运动治疗腰痛 65 例［J］.山东中医杂志,1988,7(8):14.

三、愈后防复

1.正确的腰椎锻炼,不要增加腰椎负担,疼痛时避免锻炼。

2.锻炼强度要由小到大逐渐增加,尽量避免突然用力或爆发力。

3.定期进行整脊、按摩、足疗、药浴、耳穴压豆、针灸等中医方法调养。卧床休息,宜选用硬板床,保持脊柱生理弯曲。

4.避寒保暖,尽量避免寒湿重地。

5.饮食均衡,防止肥胖,戒烟控酒。

6.工作中注意劳逸结合,姿势正确,不宜久坐久站,剧烈体力活动前先做准备活动。

第十三章 内分泌疾病

第一节 代谢综合征

一、未病先防

(一)代谢综合征高危人群的范围

代谢综合征高危人群一般指有肥胖家族史、不良生活方式(包括暴饮暴食、嗜酒酗酒、长期吸烟或吸烟量较大、嗜食肥腻厚味、膳食口味咸、缺乏运动、情绪紧张等)以及有高血压、糖尿病、高血脂等病史的人群。

(二)代谢综合征高危人群的中医分类

根据中医基础理论和个人体质辨识,代谢综合征高危人群一般分为以下五类。

1.平和类 无明显不适。

2.痰湿类 身体重着,肢体困倦,口干而不欲饮,嗜食肥甘醇酒。舌苔厚腻,脉滑。

3.湿热类 多食,消谷善饥,面红,口干。舌质偏红,脉弦滑。

4.气虚类 自身感觉神疲乏力,气短懒言,易出汗,或有头晕目眩,动则诸症加重。舌质淡嫩,苔白,脉虚。

5.阴虚类 口干口渴,夜间为甚;手足心热,睡眠差;多食易饥,小便多,大便干燥。舌红少苔,脉细数。

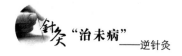

（三）代谢综合征高危人群逆针灸

方法 1

【穴位】天枢、大横、足三里、梁丘、血海、三阴交。

【操作】行提插捻转手法，留针 30 min，前 3 天每日一次，以后隔日一次，共进行 15 次，1 个月为一疗程，一疗程结束后休息 5 天，再行第二疗程。如果针刺 4 次，体重仍未减轻，可行背部督脉、膀胱经针刺。女性减肥应避开生理周期，月经结束后再行针灸减肥。

【结果】经一个疗程治疗后 50 例中有 47 例体重明显减轻，其中显效 19 例（占 38%），体重均减轻 5 kg 以上，平均减重 7 kg；有效 28 例（占 56%），体重均减轻 3~5 kg，平均减重 4.8 kg。另有 3 例（占 6%）体重未有明显变化，即体重未减轻或体重减轻在 3 kg 以下者，视为无效。

【出处】王丽新.针灸配合耳穴贴压法治疗肥胖 50 例[J].实用中医内科杂志，2008，22（11）：71－72.

方法 2

【穴位】双侧足三里、三阴交、丰隆及中脘。

【操作】用 28 号 1.5 寸毫针，进针得气后，以平补平泻手法，每隔 4 min 运针一次，每次针刺 20 min，每日一次，10 次为一个疗程，每个疗程之间休息 2~3 天，共治疗 3 个疗程。

【结果】在改善高脂血症血清中总胆固醇、甘油三酯、高密度脂蛋白和低密度脂蛋白的含量水平方面，两组自身治疗前后比较均有显著性差异（均 $P<0.05$），两组之间比较无论治疗前后均无显著性差异（均 $P>0.05$）。针刺疗法同样具有较好的降脂作用。

【出处】黄伟贞.针刺对高脂血症血脂水平的影响[J].安徽中医临床杂志，2003，15（2）：103－104.

方法 3

【穴位】中脘、曲池、合谷、足三里、阴陵泉、丰隆、三阴交、太冲、血海。

【操作】采用毫针常规操作,施以平补平泻法,留针 30 min,每日 2 次,6 天为一疗程,每疗程间休息 1 天。

【结果】总有效率为 88.33%,并证实针刺能增加葡萄糖的摄取能力,降低血脂,改善了糖脂代谢,促进了血液循环,具有降糖抗凝的作用。

【出处】张智龙,薛莉,吉学群.针刺对 2 型糖尿病胰岛素抵抗影响的临床研究[J].中国针灸,2002,22(11):723.

方法 4

【穴位】风池(双侧)、行间(双侧)。

【操作】行间穴的进针深度为 13～25 mm,手法采用提插捻转泻法,捻转频率约为 160 转/分;风池穴,针尖朝向喉结,进针深度为 40～50 mm,手法采用捻转泻法,捻转频率约为 160 转/分。以上穴位均在得气的基础上,施术 1 min,留针 30 min。每日治疗一次。

【结果】治疗组血压明显下降,TG 和 ET 降低,内皮依赖性舒张功能改善,与治疗前及与对照组比较差异均有非常显著性意义($P < 0.01$)。

【出处】张朝晖,周洁,王强等.针刺治疗原发性高血压病及其对血管内皮功能的影响[J].中国针灸,2004,8(24):539－540.

二、既病防变

(一)临床表现

1.腹部肥胖或超重。

2.颈动脉粥样硬化,血脂异常(高甘油三酯血症及高密度脂蛋白胆固醇低下)。

3.高血压。

4.胰岛素抵抗及/或葡萄糖耐量异常。

5.有些还包括微量白蛋白尿、高尿酸血症及促炎症状态(CRP)

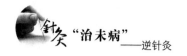

增高及促血栓状态(纤维蛋白原增高和纤溶酶原抑制物－1,PAI－1)增高。

（二）治疗

方法1

【穴位】中脘、梁门(双侧)、下脘、天枢(双侧)、大横(双侧)、气海、关元、水道(双侧)、丰隆(双侧)、阴陵泉(双侧)。

【操作】按先上后下,先左后右的顺序,选用直径0.30 mm,长度40 mm的毫针,直刺,针刺深度0.6～1.2寸,进针后,以有酸麻胀重感为佳,予以留针30 min。按压激发经气留针法:在上述操作基础上,将针柄用衣物压倒,留针30 min。

【结果】针刺可以减小患者的腰围、降低血压与空腹血糖、升高HDL－C,配合按压激发经气留针法疗效更显著,同时后者具有降低TG的作用,两者对代谢综合征均有短期治疗作用,配合按压激发经气法疗效更佳。

【出处】赵建国,张培,牛博真.针刺干预代谢综合征短期疗效的临床研究［J］.中西医结合心脑血管病杂志,2010,10(8):1168－1170.

方法2

【穴位】中脘、期门、天枢、大横、气海、关元、足三里、三阴交、膈俞。

【操作】穴位常规消毒,用一次性针灸针缓慢直刺入1～1.5寸左右,腹部穴位以患者自觉腹肌向脐中收缩及有明显肠蠕动为佳,其他部位以得气为度,每10 min行针一次,留针30 min。隔日一次,15次为一个疗程,连续治疗3个疗程。

【结果】治疗组不仅临床症状积分得到明显的改善,其脂肪含量、体质量指数(BMI)和腰围均有明显的下降,与对照组比较差异有统计学意义($P < 0.01$)。

【出处】欧阳钢,葛伟,奚旸.针药结合对代谢综合征患者脂肪含量及体质量指数的影响[J].南京中医药大学学报,2013,29(1):89-91.

方法3

【穴位】太冲、合谷、阴陵泉、阳陵泉、三阴交、内庭、丰隆、内关、气海、曲池。

【操作】穴位常规消毒,用一次性针灸针缓慢直刺入1~1.5寸左右,以得气为度,留针30 min。太冲采用提插捻转泻法;合谷采用捻转提插结合泻法;阴陵泉采用捻转提插结合泻法;阳陵泉采用捻转提插结合泻法;三阴交沿胫骨内侧缘与皮肤呈45°斜刺,用提插补法;内庭直刺或斜刺采用捻转提插结合泻法;丰隆采用捻转提插结合泻法;内关采用捻转提插结合补法;气海采用捻转提插结合补法;曲池采用提插捻转泻法。每日一次,每次留针40 min。每14日为一疗程,共2个疗程。

【结果】治疗组空腹及餐后血糖、体质量指数(BMI)、甘油三酯均低于对照组,统计学处理差异有显著性意义。

【出处】李岩,赵桂君,陈英华等.针刺治疗代谢综合征50例[J].针灸临床杂志,2010,26(5):18-20.

三、愈后防复

1.中等程度热量限制　控制体重,如果超重,通过控制热量摄入,从而降低体重(每年体重降低5%~10%,直至体重恢复正常)。

2.中等程度增加运动量　建议每周进行中度运动(心率达到120次/分钟)3次以上,每次30 min以上。

3.改变饮食组分　经常使用新鲜的蔬菜和水果,适量减少肉类、脂肪和糖类的摄入。

4.改变工作和睡眠方式　尽量减少不必要的加班和过时工作,每天的睡眠时间不宜少于7小时。

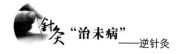

5. 戒除不良习惯　如戒除吸烟、过量饮酒等。

6. 调脂　采用药物把甘油三酯和 LDL－C 水平分别降低至 <150 mg/dl和 <160 mg/dl,同时升高 HDL－C 至 >40 mg/d。

7. 降压　血压≥140/90 mmHg 应接受治疗,如果患者合并糖尿病,则当血压≥130/80 mmHg 时即应开始降压治疗。理想的血压为 <130/85 mmHg。

8. 增敏　主要是针对胰岛素抵抗和糖尿病进行治疗,通过药物增加外周细胞对胰岛素的敏感性,从而降低血糖。

9. 穴位保健　太冲、合谷、阴陵泉、阳陵泉、三阴交、内庭、丰隆、内关、气海、曲池、天枢。

第二节　肥　胖

一、未病先防

(一)肥胖高危人群的范围

肥胖高危人群一般指有肥胖家族史、不良生活方式(包括暴饮暴食、嗜酒酗酒、长期吸烟或吸烟量较大、嗜食肥腻厚味、缺乏运动、情绪紧张等),以及有糖尿病、高血脂、脂肪肝、多囊卵巢综合征等病史的人群。

(二)肥胖高危人群的中医分类

根据中医基础理论和个人体质辨识,肥胖高危人群一般分为以下四类。

1. 平和类　无明显不适。

2. 痰湿类　面部皮肤油脂较多,多汗且黏,胸闷,痰多。面色淡黄而暗,眼胞微浮,容易困倦,口黏腻或甜,身重不爽,喜食肥甘甜品,大便正常或不实,小便不多或微混。经行延后,甚或闭经,带下量多,形体肥胖,胸闷泛恶。舌淡胖,苔白腻,脉滑。

3.气虚类 肌肉不健壮,平素语音低怯,气短懒言,肢体容易疲乏,精神不振,易出汗;面色偏黄,目光少神,唇色少华,头晕,心悸腰酸,耳鸣,月经色淡,经量少质稀。舌淡,脉沉细。

4.湿热类 性格多急躁易怒,平素面垢油光,易生痤疮粉刺,身重困倦,眼睛红赤,大便燥结,或黏滞,小便短赤,男易阴囊潮湿,女易带下增多。舌质偏红,苔黄腻,脉象多见滑数。

(三)肥胖高危人群逆针灸

方法1

【穴位】关元。

【操作】针刺和灸法。

【结果】逆针灸降低大鼠体质量增长率($P < 0.01, P < 0.05$),并降低下丘脑和卵巢瘦素水平($P < 0.01$)。结果表明逆针灸可以通过改善更年期机体瘦素抵抗的状态,在一定程度上减缓更年期体脂的异常堆积和卵巢功能的减退。

【出处】莫捷,李晓泓,何玉伟等.逆针灸关元穴对12月龄自然更年期大鼠体质量增长率、下丘脑和卵巢瘦素含量的影响[J].天津中医药,2010,10(27):383 - 385.

方法2

【穴位】中脘、梁门(双侧)、下脘、天枢(双侧)、大横(双侧)、气海、关元、水道(双侧)、丰隆(双侧)、阴陵泉(双侧)。

【操作】按先上后下,先左后右的顺序,选用直径0.30 mm,长度40 mm的毫针,直刺,针刺深度0.6~1.2寸,进针后,以有酸麻胀重感为佳,予以留针30 min。按压激发经气留针法:在上述操作基础上,将针柄用衣物压倒,留针30 min。

【结果】针刺可以减小患者的腰围、降低血压与空腹血糖、升高HDL - C,配合按压激发经气留针法疗效更显著,同时后者具有降低TG的作用,两者对代谢综合征均有短期治疗作用,配合按压激发经

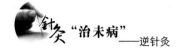

气法疗效更佳。

【出处】赵建国,张培,牛博真.针刺干预代谢综合征短期疗效的临床研究［J］.中西医结合心脑血管病杂志,2010,10（8）:1168－1170.

方法3

【穴位】中脘、期门、天枢、大横、气海、关元、足三里、三阴交、膈俞。

【操作】穴位常规消毒,用一次性针灸针缓慢直刺入1～1.5寸左右,腹部穴位以患者自觉腹肌向脐中收缩及有明显肠蠕动为佳,其他部位以得气为度,每10 min 行针一次,留针30 min。隔日一次,15 次为一个疗程,连续治疗3 个疗程。

【结果】治疗组不仅临床症状积分得到明显的改善,其脂肪含量、体质量指数和腰围均有明显的下降,与对照组比较差异有统计学意义（$P < 0.01$）。

【出处】欧阳钢,葛伟,奚旸.针药结合对代谢综合征患者脂肪含量及体质量指数的影响［J］.南京中医药大学学报,2013,29（1）:89－91.

方法4

【穴位】太冲、合谷、阴陵泉、阳陵泉、三阴交、内庭、丰隆、内关、气海、曲池。

【操作】穴位常规消毒,用一次性针灸针缓慢直刺入1～1.5寸左右,以得气为度,留针30 min。太冲直刺0.5～0.8寸,采用提插捻转泻法;合谷直刺0.5～1.0寸,采用捻转提插结合泻法,施术1 min;阴陵泉直刺0.5～1.0寸,采用捻转提插结合泻法,施术1 min;阳陵泉直刺0.5～1.0寸,采用捻转提插结合泻法,施术1 min;三阴交沿胫骨内侧缘与皮肤呈45 度斜刺,进针1～1.5寸,用提插补法;内庭直刺或斜刺0.5～0.8寸,采用捻转提插结合泻法,施术 1 min；丰隆直刺 1~1.5 寸，采用捻转提插结合泻法，施术 1 min；内关直刺 1~2 寸，采用捻转提插结合补法，施术 1 min；气海直刺 1~2 寸，采用捻转提插结合补法，施术 1 min；曲池直刺 0.8~1.5 寸，采用提插捻转泻法。每日一次，每次留针 40 min。每 14 日为一疗程。共 2 个疗程。

【结果】治疗组空腹及餐后血糖、体质量指数、甘油三酯均低于对照组，统计学处理差异有显著性意义。

【出处】李岩，赵桂君，陈英华等. 针刺治疗代谢综合征 50 例[J]. 针灸临床杂志，2010，26(5)：18-20.

二、既病防变

(一)临床表现

现代医学根据病因和发病机制不同，肥胖病又可分为单纯性肥胖和继发性肥胖。单纯性肥胖是各种肥胖中最为常见的一种。单纯性肥胖多与饮食、遗传等因素有关，身体脂肪分布比较均匀，亦无内分泌紊乱，代谢障碍性疾病，其家族多有肥胖史。而继发性肥胖则是由于其他疾病引起的肥胖，多由于内分泌紊乱、代谢障碍、药物作用等因素引起。单纯性肥胖和继发性肥胖最典型的症状均为体重超标，身体脂肪堆积过多，单纯性肥胖患者容易出现乏力、疲倦、肢体沉重、舌苔厚腻、便秘等症状。继发性肥胖患者除了具有肥胖表现外，往往还伴有原发性疾病的临床症状。

(二)治疗

方法 1

【穴位】中脘、天枢、水分、归来、中极、日月、期门、梁丘、阴陵泉。

【操作】穴位常规消毒后，取 1.5~2 寸毫针进行治疗，采用平补平泻法，针刺得气后留针，然后根据不同证型，分别选取 3~4 组穴(6~8 穴)进行电针治疗，选取疏密波，频率为每分钟 60 次，强度以患者能耐受为度，电针时间保持 30 min。每星期针 6 次，周日休息，

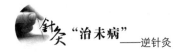

持续三周。

【结果】单纯性肥胖患者均存在不同程度的胰岛素抵抗及血脂偏高甚至高脂血症,其中 Resistin、FINS 及血脂浓度较正常人明显增高,经过电针结合耳穴治疗后,患者的血脂水平和胰岛素抵抗的情况有了明显改善,BMI、Resistin、HOMA – IR 有明显降低,IAI 升高,Ghrelin 无明显升高趋势。

【出处】张齐娟. 电针结合耳穴治疗单纯性肥胖的临床观察[D]. 武汉:湖北中医学院,2008.

方法 2

【穴位】天枢(双)、中脘、气海、大横(双)、太乙(双)、大巨(双)、足三里(双)、丰隆(双)。

【操作】患者仰卧位,充分暴露穴位,常规消毒后,选用华佗牌直径 0. 35 mm × 40 ~ 50 mm 毫针,快速进针,四肢部穴位进针 1 ~ 1.5 寸,腹部穴位进针 1.5 ~ 2 寸,行捻转提插手法,实证用泻,虚证用补,得气后,接 G6805 型电针仪两组,分别于一侧天枢与中脘穴,另一侧天枢与气海穴,选用疏密波,频率 2 Hz,强度以患者可以耐受最大值为度,其他穴位每 10 min 行针一次,留针 30 min,隔日治疗一次,一个月为一疗程,连续治疗两个月。

【结果】电针治疗可有效改善患者体重、体质量指数、腰围、臀围、体脂肪率,对血脂有良性调节作用,均可降低 TG、TC、LDL 含量,升高 HDL 含量。

【出处】王洋岗. 电针与穴位埋线治疗单纯性肥胖症的临床比较观察[D]. 武汉:湖北中医药大学,2011.

方法 3

【穴位】天枢、大横、足三里、梁丘、血海、三阴交。

【操作】行提插捻转手法,留针 30 min,前 3 天每日一次,以后隔日一次,共进行 15 次,1 个月为一疗程,一疗程结束后休息 5 天,再行第二疗程。如果针刺 4 次,体重仍未减轻,可行背部督脉、膀胱经针刺。女性减肥应避开生理周期,月经结束后再行针灸减肥。

【结果】参照第二届中西医结合肥胖病学术会议修订的标准,经 1 个疗程治疗后 50 例中有 47 例体重明显减轻,其中显效 19 例(占 38%),体重均减轻 5 千克以上,平均减重 7 千克;有效 28 例(占 56%),体重均减轻 3 ~ 5 千克,平均减重 4.8 千克。另有 3 例(占 6%)体重未有明显变化,即体重未减轻或体重减轻在 3 千克以下者,视为无效。

【出处】王丽新. 针灸配合耳穴贴压法治疗肥胖 50 例[J]. 实用中医内科杂志,2008,22(11):71 – 72.

方法 4

【穴位】天枢、大横、梁丘、足三里。

【操作】主穴并加电针。隔日一次,每次 30 min,20 次为一疗程。

【结果】经一个疗程后 1 例治愈(体重下降至标准体重或超重范围),8 例显效(体重下降 > 5 千克,体脂下降 > 5%),18 例有效(体重下降 3 ~ 5 千克,体脂下降 1% ~ 5%),5 例无效(体重下降 < 3千克)。

【出处】谢文霞. 针灸减肥 32 例[J]. 浙江中医杂志,2000,11(27):122.

方法 5

【穴位】天枢、关元、三阴交、丰隆、足三里。

【操作】患者取仰卧位,穴位局部皮肤常规消毒后,用 29 号1.5 ~ 3.0 寸毫针刺入,提插捻转得气后,取两组主穴接通G6805 – Ⅱ型电针治疗仪,选择疏密波波形,频率为 100 Hz,强度以患者能耐受为度,其他穴位在留针期间行针 2 ~ 3 次,每次 2 ~3 min,每次留针 30 min。前 5 日每日针刺治疗一次,5 天后隔日治

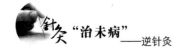

疗一次,1 个月为一个疗程。

【结果】经一个疗程针刺治疗后,40 例患者痊愈 5 例,显效 13 例,有效 17 例,无效 5 例,总有效率为 87.5%。

【出处】何立,高秀领,俞立.针刺治疗单纯性肥胖症 40 例临床观察[J].河北中医,2004,8(26):613-614.

三、愈后防复

1.提高认识　充分认识肥胖对人体的危害,了解各年龄阶段易发胖的知识及预防方法。

2.饮食清淡　采取合理的饮食营养方法,尽量做到定时定量、少甜食厚味、多素食、少零食。

3.加强运动　经常参加慢跑、爬山、打拳等户外活动,既能增强体质,使体形健美,又能预防肥胖的发生。

4.生活规律　养成良好的生活规律是很有必要的,每餐不要太饱,合理安排和调整好自己的睡眠时间。

5.心情舒畅　良好的情绪能使体内各系统的生理功能保持正常运行,对预防肥胖能起到一定作用。

6.穴位保健　曲池、天枢、阴陵泉、丰隆、太冲。

第三节　高脂血症

一、未病先防

(一)高脂血症高危人群的范围

高脂血症高危人群一般指有动脉粥样硬化家族史、体重超重、不良生活方式(包括暴饮暴食、嗜酒酗酒、长期吸烟或吸烟量较大、嗜食肥腻厚味、缺乏运动、情绪紧张等)以及发现血脂升高且不具有冠心病、脑血管病或周围动脉粥样硬化病、糖尿病等病史的人群。

（二）高脂血症高危人群的中医分类

根据中医基础理论和个人体质辨识,高脂血症高危人群一般分为以下四类。

1. 平和类　无明显不适。

2. 痰湿类　形体肥胖、腹部肥满松软。面部皮肤油脂较多,多汗且黏,胸闷,痰多。面色淡黄而暗,眼胞微浮,容易困倦,口黏腻或甜,身重不爽,喜食肥甘甜品,大便正常或不实,小便不多或微混。经行延后,甚或闭经,带下量多,形体肥胖,胸闷泛恶。舌淡胖,苔白腻,脉滑。

3. 气郁类　形体以瘦者为多。性格不稳定,忧郁脆弱、敏感多疑,对精神刺激适应能力较差。平素多闷闷不乐或烦躁易怒,善太息。月经后期或经期先后不定,月经量少,乳房胀痛。舌红,苔薄白,脉弦。

4. 阳虚类　形体胖瘦不一,平素面色晦暗,口唇色淡,畏冷,手足不温。月经后期,量少色淡,腰酸肢冷,小便清长,性欲淡漠。舌淡,苔薄白,脉沉细。

（三）高脂血症高危人群逆针灸

方法 1

【穴位】关元、足三里。

【操作】每周灸关元、足三里 4 次,持续 2 个月。

【结果】与对照组比较,保健灸组血清中 TC、TG、LDL – C 含量下降,HDL – C 含量升高。艾灸关元、足三里穴可有效调节更年期大鼠雌性激素的分泌水平,改善脂质代谢。

【出处】苏妆,王淑娟,王艳杰等. 艾灸关元、足三里穴对更年期大鼠血脂含量、性激素水平及细胞凋亡的影响[J]. 时珍国医国药,2013,24(8):2044 – 2046.

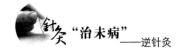

方法 2

【穴位】中脘、天枢、水分、归来、中极、日月、期门、梁丘、阴陵泉。

【操作】穴位常规消毒后,取 1.5～2 寸毫针进行治疗,采用平补平泻法,针刺得气后留针,然后根据不同证型,分别选取 3～4 组穴(6～8穴)进行电针治疗,选取疏密波,频率为每分钟 60 次,强度以患者能耐受为度,电针时间保持 30 min。每星期针 6 次,周日休息,持续三周。

【结果】单纯性肥胖患者均存在不同程度的胰岛素抵抗及血脂偏高甚至高脂血症,其中 Resistin、FINS 及血脂浓度较正常人明显增高,经过电针结合耳穴治疗后,患者的血脂水平和胰岛素抵抗的情况有了明显改善,BMI、Resistin、HOMA – IR 有明显降低,IAI 升高,Ghrelin 无明显升高趋势。

【出处】张齐娟. 电针结合耳穴治疗单纯性肥胖的临床观察[D]. 湖北:湖北中医学院,2008.

方法 3

【穴位】胃脘、下俞。

【操作】采用电针胃脘、下俞穴进行治疗,每次 20 min,每周治疗5 次,连续 4 周。

【结果】电针胃脘下俞穴可明显降低 2 型糖尿病大鼠血糖、血清瘦素及甘油三酯含量,对高、低密度脂蛋白也有调节作用。

【出处】武燕,李瑞,田环环等. 电针胃脘下俞对 2 型糖尿病模型鼠血糖及血脂影响的实验研究[J]. 环球中医药,2013,10(6):737 – 740.

方法 4

【穴位】天枢(双)、中脘、气海、大横(双)、太乙(双)、大巨(双)、足三里(双)、丰隆(双)。

【操作】患者仰卧位,充分暴露穴位,常规消毒后,选用华佗牌直径 0.35 mm × 40～50 mm 毫针,快速进针,四肢部穴位进针 1～

1.5 寸,腹部穴位进针 1.5～2 寸,行捻转提插手法,实证用泻,虚证用补,得气后,接 G6805 型电针仪两组,分别于一侧天枢与中脘穴,另一侧天枢与气海穴,选用疏密波,频率 2 Hz,强度以患者可以耐受最大值为度,其他穴位每 10 min 行针一次,留针 30 min,隔日治疗一次,一个月为一疗程,连续治疗两个月。

【结果】电针治疗可有效改善患者体重、体重指数、腰围、臀围、体脂肪率,对血脂有良性调节作用,均可降低 TG、TC、LDL 含量,升高 HDL 含量。

【出处】王洋岗.电针与穴位埋线治疗单纯性肥胖症的临床比较观察[D].武汉:湖北中医药大学,2011.

方法 5

【穴位】中脘、梁门(双侧)、下脘、天枢(双侧)、大横(双侧)、气海、关元、水道(双侧)、丰隆(双侧)、阴陵泉(双侧)。

【操作】按先上后下,先左后右的顺序,选用直径 0.30 mm,长度 40 mm 的毫针,直刺,针刺深度 0.6～1.2 寸,进针后,以有酸麻胀重感为佳,予以留针 30 min。按压激发经气留针法:在上述操作基础上,将针柄用衣物压倒,留针 30 min。

【结果】针刺可以减小患者的腰围、降低血压与空腹血糖、升高 HDL - C,配合按压激发经气留针法疗效更显著,同时后者具有降低 TG 的作用,两者对代谢综合征均有短期治疗作用,配合按压激发经气法疗效更佳。

【出处】赵建国,张培,牛博真.针刺干预代谢综合征短期疗效的临床研究[J].中西医结合心脑血管病杂志,2010,10(8):1168 - 1170.

方法 6

【穴位】中脘、天枢、关元、足三里、丰隆、阴陵泉、三阴交、脾俞、胃俞、阿是穴(以脂为腧,脂肪隆起最高点)。

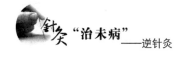

【操作】于饭后(前)1 小时进行针刺。得气后行针 2 min,接通 G6805 – 2A 型电针仪,选择疏密波,波型转换 12 次/分,刺激强度以患者能耐受舒适为宜;除脾俞、胃俞留针 15 min 外,余穴均留针 30 min。每日一次,15 次为一个疗程,每个疗程间隔 3 天,连续治疗三个疗程。

【结果】治疗前后比较,两组 TG、TC、LDL – C 均明显降低 ($P < 0.05$,$P < 0.01$);治疗组 HDL – C 含量升高($P < 0.05$),对照组无明显变化($P > 0.05$)。针刺结合饮食调整及有氧运动可以调节单纯性肥胖症患者血清中 TC、TG、LDL – C、HDL – C 的含量,且可以明显升高 HDL – C 的含量。

【出处】邢海娇,杨继军,王少锦等.针刺结合饮食调整及有氧运动对单纯性肥胖症患者血脂含量的影响[J].河北中医药学报,2009,24(4):38 – 39.

方法 7

【穴位】肺俞、脾俞、胃俞、肾俞、胰俞、足三里、三阴交、阴陵泉、腕骨、然谷、承浆。

【操作】中脘、关元、命门等穴酌情施灸,其余穴均用针刺方法,视证型虚实,施以补泻,每穴留针 20 min,隔日一次,10 次为一个疗程,疗程间休息 3 天,连续治疗 3 个疗程。

【结果】肥胖型 NIDDM 具有血脂代谢异常的表现,经过针灸治疗,患者 TC、TG 均有显著的下降,而 HDL 的含量升高,经统计学处理均具有显著性差异,提示针灸降低血糖和血清胰岛素的同时,对患者的血脂代谢异常也有改善和调整的作用。

【出处】胡葵,李嘉.针灸治疗肥胖型 NIDDM 的临床研究[J].上海针灸杂志,2001,8(20):8 – 10.

二、既病防变

（一）临床表现

高脂血症的临床表现主要是脂质在真皮内沉积所引起的黄色瘤和脂质在血管内皮沉积所引起的动脉硬化。尽管高脂血症可引起黄色瘤，但其发生率并不很高；而动脉粥样硬化的发生和发展又是一种缓慢渐进的过程。因此在通常情况下，多数患者并无明显症状和异常体征。不少人是由于其他原因进行血液生化检验时才发现有血浆脂蛋白水平升高。

（二）治疗

方法1

【穴位】中脘、天枢、大横、支沟、梁丘、丰隆、阳陵泉、三阴交、公孙、太溪（每次适当选择），均取双侧。

【操作】常规消毒，用 26～28 号 2.0～2.5 寸毫针刺入所选穴位，进针应较常人稍深，辨证施以补泻手法，得气后，每次取两对主穴（4 对主穴交替使用）的针柄接 G－6805 型电针治疗仪，疏密波，通电刺激 20 min，电流强度以患者能耐受为度，其余穴位留针 20～25 min，期间行针 1～2 次，每次 1～2 min。每日针刺一次，10 次为一疗程，3 个疗程结束后治疗组复查各项指标。

【结果】患者体重治疗前后比较有显著差异（$P < 0.01$），患者体重明显减轻；患者治疗前后血甘油三酯（TG）、HDL－C 和总胆固醇（TC）含量比较有显著差异（$P < 0.01$），均有显著改善。针刺可以减轻单纯性肥胖病合并高脂血症患者体重并同时降血脂。

【出处】李芳莉，吴昊，李凤新等. 针刺对肥胖合并高脂血症患者血脂的影响[J]. 针灸临床杂志，2007(4)：13－14.

方法2

【穴位】巨阙、天枢、丰隆；脾俞、心俞、肝俞。

【操作】自制药饼灸（丹参 10 g，泽泻、何首乌各 20 g，当归 15 g，

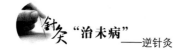

云苓 15 g,白术 12 g,薄荷 10 g,甘草 6 g,山楂 15 g,上述药物研末,姜汁调,制成直径 5 mm 的药饼),将小艾柱放于药饼上点燃施灸,每穴三壮。以上穴位均取双侧,二组穴位交替使用,每日灸一次。20 日为一疗程,共治疗两个疗程。

【结果】治疗组临床疗效优于对照组($P < 0.05$)。治疗组治疗后能明显改善患者血清 TC、TG、LDL – C、Apo – B、A/B 指标($P < 0.05$),和对照组治疗后比较能显著降低 TC、TG、LDL – C、Apo – B水平($P < 0.05$)。

【出处】李爱军.隔药饼灸治疗高脂血症的临床研究[J].广西中医药,2007(3):12 – 13.

方法 3

【穴位】手三里、足三里、神阙。

【操作】选用华佗牌灸用太乙药条(华佗针灸器械总厂出品,苏药生字第 X – B – 0071 号,苏卫药生证字第 20052 号),在相距穴位皮肤 10 cm 处,在以穴位为中心直径 5 mm 范围内回旋灸,每个穴位灸 5 min,共治疗 25 min。每日一次,30 次为一疗程,共治疗三个疗程(90 天)。

【结果】各个血脂异常不同类型的组别治疗组与对照组的差异均有显著意义($P < 0.05$)。艾灸手三里、足三里、神阙治疗血脂异常有较好疗效。

【出处】李建萍,姚永年,何培达等.艾灸治疗血脂异常患者的临床研究[J].中国针灸,2005,25(11):825 – 827.

方法 4

【穴位】双侧足三里、三阴交、丰隆、中脘。

【操作】用 28 号 1.5 寸毫针,进针得气后,以平补平泻手法,每隔 4 min 运针一次,每次针刺 20 min,每日一次,10 次为一个疗程,每个疗程之间休息 2~3 天,共治疗三个疗程。

【结果】在改善高脂血症血清中总胆固醇、甘油三酯、高密度脂蛋白和低密度脂蛋白的含量水平方面，两组自身治疗前后比较均有明显性差异（均 $P < 0.05$），两组之间比较无论治疗前后均无显著性差异（均 $P > 0.05$）。针刺疗法同样具有较好的降脂作用。

【出处】黄伟贞.针刺对高脂血症血脂水平的影响［J］.安徽中医临床杂志,2003,15(2):103 – 104.

方法 5

【穴位】双侧曲池、足三里、丰隆。

【操作】用 2～3 寸毫针,直刺上述各穴,施捻转提插泻法,最好使针感向上传导,患者自觉腹中肠鸣,有排气感时,疗效最佳。留针 30 min,日一次,连续针刺 20 天。

【结果】针刺治疗前患者血脂偏高,尤其是甘油三酯更为明显,高密度脂蛋白正常或偏低。经统计学处理,针刺治疗后,甘油三酯及胆固醇均明显降低（ $P < 0.05$ ）;高密度脂蛋白无明显变化（ $P > 0.05$ ）。

【出处】陈德欣,吴洪英,王卓茹.针刺阳明经穴治疗高脂血症疗效观察［J］.针灸临床杂志,2002,18(5):49.

三、愈后防复

1. 调整生活起居,生活规律,控制体重。

2. 畅情志,消除紧张等不良情绪,避免过度情志刺激,保持心态平和,精神愉快。

3. 适当运动锻炼。

4. 清淡饮食,坚持低盐、低脂、低胆固醇、低热量、高蛋白质和高维生素饮食,少吃动物脂肪、内脏,多吃豆类及豆制品、粗粮、蔬果,进餐速度要慢,勿暴饮暴食,禁烟限酒。

5. 穴位保健:中脘、天枢、丰隆、阳陵泉、公孙、太溪、手三里、足三里、三阴交、神阙、曲池。

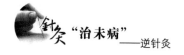

第四节 骨质疏松症

一、未病先防

（一）骨质疏松症高危人群的范围

骨质疏松症高危人群一般包括有骨质疏松症家族史的人、中老年人，绝经后妇女，妊娠期、哺乳期妇女、甲旁亢者，糖尿病患者，乳糖酶缺乏症患者，肠胃疾病患者，胃或小肠切除者、长期糖皮质激素治疗者，长期使用抗癫痫药者，性功能低下者，肾功能不全者，慢性肝病者以及白种人或黄种人中皮肤较白者，身材矮小瘦弱者，低钙摄入、营养缺乏者，长期卧床患者，缺乏运动者，吸烟、酗酒、长期饮咖啡浓茶者。

（二）骨质疏松症高危人群的中医分类

根据中医基本理论和个人体质辨识，骨质疏松症高危人群一般分为以下五类。

1. 平和类　无明显不适。

2. 阳虚类　畏寒肢冷，喜按喜温，少气懒言，头发枯黄稀疏，齿掉龈枯，精神萎靡，面色白或黧黑，或小便清长，夜尿频多。舌淡苔少白，脉沉细弱。

3. 阴虚类　头晕目眩，耳鸣健忘，失眠多梦，咽干口燥，五心烦热，面容干瘦。舌红干无苔，脉细。

4. 血瘀类　形体以中等偏瘦为主、腹部微硬。平素面色晦黯，皮肤偏暗或色素沉着，肌肤干，口唇暗淡或紫，舌下静脉曲张。多伴月经推后、痛经、闭经或伴有经色紫黯有块。舌质紫黯或有瘀斑，苔薄白，脉涩。

5. 气虚类　肌肉不健壮，平素语音低怯，气短懒言，肢体容易疲乏，精神不振，易出汗；面色偏黄，目光少神，唇色少华，头晕，心悸腰酸,耳鸣,月经色淡,经量少质稀。舌淡,脉沉细。

(三)骨质疏松症高危人群逆针灸

方法 1

【穴位】命门、脾俞(双)、足三里(双)、大椎。

【操作】穴位局部常规针刺,行提插捻转平补平泻手法,留针30 min,每隔 10 min 捻针一次,隔日一次,12 次为一疗程,疗程间休息 7 天,再行下一疗程,共针刺三个疗程。艾灸组:以 0.75 cm × 30 cm 的纯艾条距穴位皮肤 1 cm 处行温和灸,每次灸 15 min。次数与疗程同针刺组。

【结果】模型组大鼠血清雌二醇下降,血清骨钙素及空腹尿钙/肌酐、羟脯氨酸/肌酐均升高,与假手术组比较有显著差异;针刺组和艾灸组除血清骨钙素进一步升高外,其余各指标无明显改变。与模型组比较有显著差异,与假手术组比较无显著差异。针刺和艾灸通过维持卵巢切除大鼠血清雌激素水平,从而抑制骨吸收,促进骨形成,改善骨代谢负平衡状态,预防骨质疏松症的发生。

【出处】赵英侠,严振国,余安胜.针灸对卵巢切除大鼠骨代谢的影响[J].上海针灸杂志,1999,10(18):40-41.

二、既病防变

(一)临床表现

疼痛部位以腰背部为主,也可以是髋、膝、腕甚至全身骨痛,原因是骨小梁破坏,不能负担相应应力(体重,肌肉的牵引力)。身长缩短、驼背是脊柱椎体发生慢性积累性压缩性骨折导致。严重的骨质疏松,受到轻微的外力导致骨折,由于患者多是老年人,并发症多,常常导致残废,甚至死亡。

(二)治疗

方法 1

【穴位】百会、大椎、至阳、腰阳关、命门。配穴:关元、气海、肾

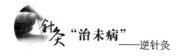

俞、脾俞、悬钟、太溪、足三里、三阴交、上髎、次髎。

【操作】主穴必取,酌加 4~6 个配穴轮换交替使用。针刺得气后留针 40 min,间隔 10 min 行针一次,以补法为主。留针时用艾条温和灸 2~3 穴,每穴灸 15 min,以局部皮肤温热潮红为度。局部疼痛较甚者,可加用皮肤针轻叩痛处,而后用艾盒温灸,每次灸 30 min。每日治疗一次,10 次为一个疗程。休息 2~3 天,再进行下一疗程。治疗 3~6 个疗程。

【结果】显效 10 例,占 35.7%;好转 12 例,占 42.9%;无效 6 例(其中 2 例中断治疗),占 21.4%,总有效率达 78.6%。

【出处】刘广霞.针灸督脉为主治疗老年性骨质疏松症 28 例临床报道[J].中国针灸,2000,(9):529–530.

方法 2

【穴位】肾俞、大肠俞、脾俞、命门、关元、腰阳关、秩边、委中、大椎、大杼、腰部阿是穴。

【操作】选择 2 寸毫针直刺 1~1.5 寸得气后施提插捻转平补平泻法,连接针灸治疗仪持续用慢、快波相间刺激,电流强度以患者耐受为宜,维持 30 min,每天 2 次(上午 9:00 和下午 4:00)。

【结果】针灸结合蜡疗治疗骨质疏松症腰背痛能提高骨质密度,减轻疼痛,具有较好的临床治疗效果。

【出处】蒙家辉,罗小珍,罗盛华等.针灸结合蜡疗治疗骨质疏松症腰背痛的临床疗效研究[J].中西医结合研究,2010,7(13):9.

方法 3

【穴位】悬钟、太溪、足三里、阳陵泉、风池、百会、肝俞、肾俞、阿是穴。

【操作】均采用温针灸,每周治疗 3 次,连续治疗 3 个月。

【结果】两组治疗后中医证候评分比治疗前显著改善,均取到一定的疗效,中医证候评分观察组优于对照组($P<0.01$)。

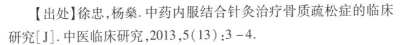

【出处】徐忠,杨燊.中药内服结合针灸治疗骨质疏松症的临床研究[J].中医临床研究,2013,5(13):3-4.

方法4

【穴位】华佗夹脊穴:取背部第5颈椎至第5腰椎,各棘突下旁开0.5寸,共40穴,分两组(隔一椎取一穴),两组交替。背俞穴:脾俞、肝俞、肾俞、三焦俞。

【操作】夹脊穴以45°或75°角向脊中线刺入0.5~1寸。背俞穴平刺。进针得气后,施平补平泻,留针(电针)20 min,隔日一次。每10次(20天)为一疗程,每疗程结束后休息5天,共治疗三个疗程。

【结果】针药结合治疗绝经后骨质疏松症的综合疗效以及血钙、磷、碱性磷酸酶、雌二醇、孕酮检测结果的恢复明显优于针刺组或药物组的治疗。

【出处】韩晶,唐强,朱文曾.针药结合治疗绝经后骨质疏松症的临床观察[J].中医药学报,2005,33(1):52-54.

三、愈后防复

1.饮食调养　摄入充足的钙、维生素和矿物质;低盐饮食;戒烟、戒酒;避免喝大量咖啡及碳酸性饮料。

2.心理调养　保持乐观心态,心情愉快。

3.适当运动锻炼　至少坚持每天30 min,每周3~5次的体育锻炼。建立起良好而有规律的生活方式。

4.预防跌倒。

5.穴位保健　百会、大椎、至阳、腰阳关、命门、肾俞、脾俞、胃俞、关元、气海、足三里、三阴交。针刺得气后留针40 min,间隔10 min行针一次。以补法为主,留针时用艾条温和灸2~3穴,每穴灸15 min。每日治疗一次,10次为一个疗程。一个疗程结束后,休息5天,再继续第二个疗程,连续三个疗程。

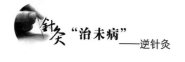

第五节 甲状腺功能减退症

一、未病先防

（一）甲状腺功能减退症高危人群的范围

甲状腺功能减退症高危人群一般指具有甲状腺疾病家族史、患有甲状腺疾病及接受治疗、甲状腺抗体阳性或有自身免疫性疾病史等以女性为主的人群。

（二）甲状腺功能减退症高危人群的中医分类

根据中医基础理论和个人体质辨识，甲状腺功能减退症高危人群一般分为以下四类。

1. 平和类　无明显不适。

2. 气虚类　肌肉不健壮，平素语音低怯，气短懒言，肢体容易疲乏，精神不振，易出汗；面色偏黄，目光少神，唇色少华，头晕，心悸腰酸，耳鸣，月经色淡，经量少质稀。舌淡，脉沉细。

3. 阳虚类　形体白胖，肌肉不壮。平素畏冷，手足不温，喜热饮食，精神不振，睡眠偏多。面色柔白口唇色淡，易出汗，大便溏薄，小便清长。舌淡胖嫩边有齿痕、苔润，脉象沉迟而弱。

4. 气郁类　形体以瘦者为多。性格不稳定，忧郁脆弱、敏感多疑，对精神刺激适应能力较差。平素多闷闷不乐或烦躁易怒，善太息。经行不畅，紫黯有块，胸胁乳房胀痛。舌有瘀斑、瘀点，脉涩。

（三）甲状腺功能减退症高危人群逆针灸

方法 1

【穴位】1 组：膻中、中脘、关元；2 组：大椎、肾俞、命门。

【操作】采用隔附子饼灸。将附子切细研末，以黄酒调和做饼，厚约 0.4 cm，直径约 2 cm，中间用针刺数孔，放于穴位上置艾炷灸之。两组穴位交替，轮流施灸。每次每穴 3 壮，每壮含纯艾绒 2 g。

隔天治疗一次。连续治疗1个月。

【结果】灸药组临床疗效和甲状腺功能改变总有效率分别为25.0%、87.5%,优于西药组的7.5%、57.5%,差异有统计学意义(均$P < 0.05$)。

【出处】夏勇,夏鸣喆,李艺等.隔附子饼灸关元、命门为主对桥本甲状腺炎患者甲状腺功能的影响[J].中国针灸,2012,2(32):123-126.

方法2

(1)平和类　每天按压足三里穴5 min左右;或艾灸足三里穴10 min左右。

(2)气虚类　按摩足三里、脾俞、中脘等穴位,每次5 min或艾灸以上穴位,每次10 min,具有强身健体、补中益气之功。

(3)阳虚类　平时按压或艾灸关元、神阙、肾俞、至阳等穴位5~10 min,有补肾壮阳、强体健体之功。

(4)气郁类　针刺太冲、膻中、阳陵泉等穴位。

二、既病防变

(一)临床表现

1.一般表现　易疲劳,怕冷,体重增加,记忆力减退,反应迟钝,嗜睡,精神抑郁,便秘,月经不调,肌肉痉挛等。体检可见表情淡漠,面色苍白,皮肤干燥发凉,粗糙脱屑,颜面、眼睑和手皮肤浮肿,声音嘶哑,毛发稀疏。

2.肌肉与关节　肌肉乏力,暂时性肌强直,痉挛,疼痛,嚼肌、胸锁乳突肌、股四头肌和手部肌肉有进行性肌萎缩。

3.心电系统　由于黏液性水肿导致心肌收缩力损伤,心动过缓,心排血量下降。心电图低电压。由于心肌间质水肿,非特异性心肌纤维肿胀,左心室扩张和心包积液导致心脏增大。冠心病在本病中高发,心绞痛在甲减时减轻,但是经优甲乐治疗后可加重。

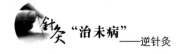

10%并有高血压。

4.血液系统　由于下述四种原因发生贫血:①甲状腺激素缺乏引起血红蛋白合成障碍;②肠道吸收铁障碍引起铁缺乏;③肠道吸收叶酸障碍引起叶酸缺乏;④恶性贫血,这是与自身免疫性甲状腺炎伴发的器官特异性自身免疫病。

5.消化系统　厌食,腹胀,便秘,严重者出现麻痹性肠梗阻或黏液水肿性巨结肠。

6.内分泌系统　女性有月经过多或闭经。长期严重的病例可导致垂体增生,蝶鞍增大。部分患者血清催乳素水平增高,发生溢乳。原发性甲减伴特发性肾上腺皮质功能减退和1型糖尿病者属多发性内分泌腺自身免疫综合征的一种,称为 SCHMIDT 综合征。

(二)治疗

方法1

【穴位】内关、合谷、关元、足三里、三阴交,均取双侧穴。

【操作】以上穴位可分为内关、关元、三阴交与合谷、气海、足三里两组,交替使用,每日或隔日1次。配穴:肾俞、命门、脾俞、胃俞、阳陵泉、风池,留针时间宜 15～20 min,其间行针 2～3 次。

【出处】张舒,王旭.原发性甲状腺功能减退症的中医治疗近况[J].中国中医急症,2009,4(18):615－616.

方法2

【穴位】主穴:气海、脾俞、肾俞、心俞、足三里。配穴:畏寒,肢冷,乏力加灸大椎、命门、身柱;水肿,尿少加针刺关元、阴陵泉、丰隆,灸关元、神阙;腹胀,便秘加天枢、上巨虚、大肠俞;反应迟钝,智力低下加百会、四神聪、太溪;心律不齐,心动过缓加内关、神门;肌肉关节疼痛加合谷、阳陵泉、太冲、曲池;月经不调加三阴交、血海;性功能障碍加大敦、秩边、次髎、环跳;食欲减退加公孙、内关、中脘;郁闷,心烦加曲泽、膻中、肝俞;病久阴阳两虚者,加行间、太溪。

【操作】以上取穴均为双侧,毫针补法为主,足三里穴针刺加灸。留针 30 min,每星期针 3 次。

【结果】痊愈 4 例,好转 22 例,无效 0 例。最长治疗 52 次,最短治疗 23 次,平均治疗 32 次。

【出处】赵宇翔,王旭,赵晓光等.针灸治疗甲状腺机能减退 26 例[J].上海针灸杂志,2005,1(24):25－26.

三、愈后防复

1. 甲减患者的饮食应注意营养的均衡,注意饮食中维生素、高蛋白、高热量的补给充足,保证提供的能量可以供身体所需。应忌食各种可生甲状腺肿物质,如卷心菜、油菜、白菜、木薯、核桃等。对于因缺碘而引起的甲减,应选用适量的海带、紫菜、碘盐、碘酱油来适当补碘。甲减患者的日常饮食需要以清淡为主,可以多食用新鲜的水果和蔬菜,注意限制脂肪类食物和固醇类食物的摄入量,如奶油、动物内脏等,不宜食用有刺激性的食物,还应注意不宜过食生冷食物,不能暴饮暴食。

2. 甲减患者需要及时调整心态,树立治疗疾病的信心,避免不良的心理因素对疾病产生不利的影响。因病人表情淡漠,精神抑郁,性情孤僻,应对病人加强心理护理,关心体贴病人,主动与其谈心,交流思想,以解除病人的顾虑,增加他们的生活情趣,树立战胜疾病的信心。

3. 甲减患者在进行药物治疗时要特别注意药物剂量,应按医嘱递增药量,严密观察药物疗效及其不良反应。如病人出现心动过速、失眠、兴奋、多汗等症状时,应遵照医嘱减量或暂时停药。

4. 穴位保健:气海、脾俞、肾俞、心俞、足三里、三阴交、内关、合谷、关元。

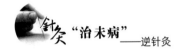

第六节　甲状腺功能亢进症

一、未病先防

（一）甲状腺功能亢进症高危人群的范围

甲状腺功能亢进症高危人群一般指具有甲状腺疾病家族史及碘摄入过量、生活不规律、工作压力大、精神紧张等以女性为主的人群。

（二）甲状腺功能亢进症高危人群的中医分类

根据中医基础理论和个人体质辨识,甲状腺功能亢进症高危人群一般分为以下四类。

1. 平和类　无明显不适。

2. 气郁类　性格不稳定,忧郁脆弱、敏感多疑,对精神刺激适应能力较差。平素多闷闷不乐或烦躁易怒,善太息。经行不畅,紫黯有块,胸胁乳房胀痛。舌有瘀斑、瘀点,脉涩。

3. 血瘀类　形体以中等偏瘦为主、腹部微硬。平素面色晦黯,皮肤偏暗或色素沉着,肌肤干,口唇暗淡或紫,舌下静脉曲张。多伴月经推后、痛经、闭经或伴有经色紫黯有块。舌质紫黯或有瘀斑,苔薄白,脉涩。

4. 阴虚类　形体瘦长,手足心热。平素易口燥咽干,鼻微干,口渴喜冷饮,大便干燥,舌红少津少苔。面色潮红、有烘热感,目干涩,视物花,唇红微干,皮肤偏干、易生皱纹,心悸不宁,心烦少寐、眩晕耳鸣,小便短涩,脉象细弦或数。

（三）甲状腺功能亢进症高危人群逆针灸

方法1

（1）平和类　每天按压足三里穴 5 min 左右;或艾灸足三里穴 10 min 左右。

（2）气郁痰阻类　针刺太冲、膻中、天突、足三里、翳风等穴位。

（3）痰瘀互结类　针刺膻中、心俞、足三里、脾俞、太冲等穴位。

（4）阳亢类　可针刺曲池、合谷、太冲、三阴交、行间等穴位，只针不灸，泻法。

（5）阴虚类　针刺以肝俞、肾俞、足三里为主穴，可配合三阴交、曲池、合谷等穴，平补平泻手法。

二、既病防变

（一）临床表现

1. 怕热、多汗、疲倦、烦躁、心悸、手颤、食欲亢进、消瘦、大便量多、月经紊乱。

2. 心动过速，心音增强，脉压增大，期前收缩、房颤、周围血管征呈阳性。

3. 甲状腺弥漫性或结节性肿大，局部可有细震颤及血管杂音，但也可无明显甲状腺肿大。

4. 可伴有或不伴有突眼症及甲亢眼症，舌、手震颤，局限性胫前黏液性水肿，杵状指（趾），皮肤湿润、潮红。

5. 理化检查：TT3 和 TT4 或 FT3 和 FT4 升高，TSH 水平降低。

（二）治疗

方法 1

【穴位】内关、间使、足三里、三阴交、水突、合谷、丰隆、太溪、太冲。

【操作】行针得气后留针 30 min。隔日针刺一次，连续治疗 3 个月为一疗程。

【结果】针药组总有效率为 92.1%，西药组总有效率为 87.5%，两者比较差异无统计学意义（$P > 0.05$）。治疗期间针药组患者无不良反应，复发率为 6.7%。针药组治疗后生存质量较治疗前明显改善（$P < 0.05$）。

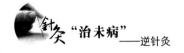

【出处】崔花顺,何金森,常明等.针药并用对甲亢症患者生存质量的影响[J].上海针灸杂志,2008,4(27):3-5.

方法2

【穴位】复溜、照海、支沟、膻中、阳陵泉、太冲,局部配以天突、扶突、水突。

【操作】复溜、照海用补法;支沟、膻中、阳陵泉、太冲用泻法;天突、扶突、水突平补平泻。每日一次,7次为一疗程。

【结果】治疗阴虚火旺型甲亢,针药并用,并嘱病人调畅情志。2个月后,诸症基本解除,继续巩固2个疗程直至痊愈,随访多年未见复发。

【出处】孙国胜,张京峰.孙六合教授针药并用治疗甲亢的经验[J].中医药学刊,2005,23(11):1948.

方法3

【穴位】内关、间使、足三里、三阴交、太冲、风池、上天柱(天柱上0.5寸)、气瘿穴、合谷、丰隆,眶区取睛明、上明、内瞳子髎、承泣、球后,眶周取丝竹空、阳白、攒竹。

【操作】针具使用0.25 mm×40 mm毫针。合谷、丰隆、内关、间使和太冲采用提插捻转泻法;足三里和三阴交采用提插捻转补法;风池、上天柱采用导气法,要求针感传至同侧眼区;其余穴位不施补泻手法。隔日针刺一次,连续治疗3个月为一个疗程。

【结果】针药并用能更好地改善甲亢症中所存在的高代谢综合征、高循环症候群、神经肌肉、消化系统等方面的相关症状。针药组在轻度和中度突眼症眼病指数的改善上也优于西药组。

【出处】夏勇,舒适,李艺等.针药并用治疗甲亢突眼症临床观察[J].上海针灸杂志,2010,8(29):498-500.

方法4

【穴位】内关、间使、合谷、足三里、三阴交、太溪;若甲状腺肿大,加气瘿、丰隆。

【操作】颈部的气瘿穴用斜刺(针体与皮肤表面成45°,针尖朝甲状腺腺体中心方向刺入,针刺深度以不透过甲状腺腺体为准),采用拇指后退为主的捻转泻法,肢体部的穴位用捻转提插补泻法,补法(足三里、三阴交、太溪)用拇指前进为主的捻转,结合重按轻提;泻法(内关、间使)用拇指后退为主的捻转,结合重提轻按。留针30 min。

【结果】总有效率达到95.74%。

【出处】崔花顺.何金森教授针灸临床经验辑略[J].上海针灸杂志,2005,(2):1-2.

方法5

【穴位】大杼、风门、肺俞、大椎、身柱、风池为主穴,根据病情结合辨证施治选用配穴。

【操作】主配穴结合分为两组,两组交替使用。分别采用麦粒灸、实按灸方法,每次每穴约灸7~10壮,至局部皮肤红晕、药气温热透达深部为度。每日或隔日一次,10次为一个疗程。

【结果】两个疗程后心悸、多汗减轻;三个疗程后烦热、口干减轻,体力增强,甲状腺肿变软、缩小;治疗约六个疗程后诸症基本消失,甲状腺肿明显缩小,手颤消失。复查 FT3 5.9 pmol/L,FT4 13.7 pmol/ L。再继续治疗两个疗程以巩固疗效,诸症皆消,随访半年未再复发。

【出处】闫晓瑞,高保娃,杨运宽.艾灸治疗甲状腺功能亢进症临床体会[J].针灸临床杂志,2008,24(3):24.

三、愈后防复

1.甲亢患者宜吃清淡而维生素高营养丰富的不含碘食物,不宜吃肥甘腻之味及辛辣香燥之品,烟酒当属禁忌范围。

2.甲亢一旦确诊后就要做好甲亢的护理方法,患者应适当卧床

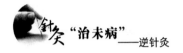

休息,严格进行甲亢的治疗,同时,还要补充足够的热量和营养。要防止感染、过度劳累、精神刺激等诱发或加重甲亢的因素。

3.甲亢患者常有神经过敏、性情急躁、好动多言、失眠多梦等神经系统症状,因此,心理调护对甲亢的护理很重要。医生应向患者讲明本病的可治性和方法,解除甲亢患者的思想负担,避免情绪波动,适时适宜安慰患者,让患者处于一种心情舒畅的环境中,这利于甲亢的康复。此外,还要鼓励甲亢患者多参加些劳动和体育锻炼以增强体质,提高抗病能力。

4.甲亢病人常眼球突出,容易出现眼目干涩等症,因此应保护突眼,防止眼部出现严重并发症,外出应戴墨镜,避免强光、风沙、灰尘的刺激。睡眠时抬高头部,适量涂眼膏保护。

5.穴位保健:太冲、肾俞、肝俞、心俞、大椎、颈部夹脊穴、颈部阿是穴(位于肿大的甲状腺上)、合谷、内关、足三里、三阴交、太溪、血海、阴陵泉。

第七节 糖尿病

一、未病先防

(一)糖尿病高危人群的范围

糖尿病高危人群是指尚未达到糖尿病诊断标准但具有糖尿病高危因素,如具有糖尿病家族史、超重或肥胖以及有不良生活方式,或情志过极等危险因素的人群。

1.血糖调节受损 ①空腹血糖受损(IFG):即空腹静脉血浆血糖介于6.1~7 mmol/L之间及负荷后2小时血糖<7.8 mmol/L;②糖耐量减低(IGT):即空腹静脉血浆血糖<7 mmol/L及负荷后2小时血糖介于7.8~11.1 mmol/L之间。

2.有糖尿病家族史 尤其是直系亲属(如父母、兄弟姐妹)为糖尿病患者。

3. 超重、肥胖(体重指数 BMI≥24 kg/m²)因素 腰围:男性≥90 cm,女性≥85 cm。

4. 年龄≥45 岁,不健康的生活方式者,如长期过食肥甘、醇酒厚味者;久坐少动、劳倦过度、素体阴虚者。

5. 有巨大儿(出生体重≥4 千克)生产史,妊娠糖尿病史,或有多囊卵巢综合征的妇女。

6. 高血压患者(收缩压 ≥ 140 mmHg 伴或不伴有舒张压≥90 mmHg)。

7. 血脂异常者[HDL－C≤35 mg/dL(0.91 mmol/L)及 TG≥200 mg/dL(2.22 mmol/L)]。

8. 心脑血管疾病患者。

9. 有一过性类固醇诱导性糖尿病病史者。

10. 长期情志失调或情志过极,或有严重精神性疾病者。

(二)糖尿病高危人群的中医分类

根据中医基础理论和个人体质辨识,糖尿病高危人群一般分为以下六类。

1. 平和类 无明显不适。

2. 阴虚类 平素易口燥咽干,鼻微干,口渴喜冷饮,大便干燥,舌红少津少苔。面色潮红、有烘热感,目干涩,视物花,唇红微干,皮肤偏干、易生皱纹,眩晕耳鸣,睡眠差,小便短涩,脉象细弦或数。

3. 痰湿类 面部皮肤油脂较多,多汗且黏,胸闷,痰多。面色淡黄而暗,眼胞微浮,容易困倦,口黏腻或甜,身重不爽,喜食肥甘甜品,大便正常或不实,小便不多或微混。经行延后,甚或闭经,带下量多,形体肥胖,胸闷泛恶。舌淡胖,苔白腻,脉滑。

4. 气郁类 性格不稳定,忧郁脆弱、敏感多疑,对精神刺激适应能力较差。平素多闷闷不乐或烦躁易怒,善太息。经行不畅,紫黯

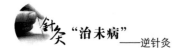

有块,胸胁乳房胀痛。舌有瘀斑、瘀点,脉涩。

5.气虚类　肌肉不健壮,平素语音低怯,气短懒言,肢体容易疲乏,精神不振,易出汗;面色偏黄,目光少神,唇色少华,头晕,心悸腰酸,耳鸣,月经色淡,经量少质稀。舌淡,脉沉细。

6.阳虚类　平素畏冷,手足不温,喜热饮食,精神不振,睡眠偏多。面色柔白口唇色淡,易出汗,大便溏薄,小便清长。舌淡胖嫩边有齿痕、苔润,脉象沉迟而弱。

(三)糖尿病高危人群逆针灸

方法1

【穴位】中脘、内关、关元、足三里、三阴交、阴陵泉、照海、太溪。

【操作】每次选6穴,选用0.35 mm×50 mm毫针,行平补平泻手法,出现针感后加SDZ-Ⅱ型电脉冲治疗仪,波形为连续波,以患者耐受为度,留针20 min。出针后,艾条灸神阙10 min。10天为一疗程,疗程间隔2天。

【结果】发现针灸组OGTT水平下降更明显,有效率高于对照组。

【出处】夏秋.电针加灸神阙治疗糖耐量低减30例[J].中国针灸,2006,26(1):63-64.

方法2

【穴位】胰俞、脾俞、三阴交、足三里为主穴,并根据中医辨证辅以肺俞、肾俞、胃俞、膈俞等配穴。

【操作】选定穴位后应用穴位敷贴治疗贴(云南思茅金利湾生物科技有限公司提供)外敷,24小时更换,10次为一个疗程。

【结果】穴位敷贴治疗方法对老年IGT患者有明确疗效,配合饮食控制可提高对老年IGT患者干预治疗的疗效。

【出处】吴玉泉,费明峰,何永生等.穴位敷贴治疗老年葡萄糖耐量低减患者临床研究[J].上海中医药杂志,2004,38(9):41-42.

方法 3

【穴位】中脘、梁门(双侧)、下脘、天枢(双侧)、大横(双侧)、气海、关元、水道(双侧)、丰隆(双侧)、阴陵泉(双侧)。

【操作】按先上后下,先左后右的顺序,选用直径 0.30 mm,长度 40 mm 的毫针直刺,针刺深度 0.6~1.2 寸,进针后,以有酸麻胀重感为佳,予以留针 30 min。按压激发经气留针法,在上述操作基础上,将针柄用衣物压倒,留针 30 min。

【结果】针刺可以减小患者的腰围、降低血压与空腹血糖、升高 HDL-C,配合按压激发经气留针法疗效更显著,同时后者具有降低 TG 的作用,两者对代谢综合征均有短期治疗作用,配合按压激发经气法疗效更佳。

【出处】赵建国,张培,牛博真. 针刺干预代谢综合征短期疗效的临床研究[J]. 中西医结合心脑血管病杂志,2010,10(8):1168-1170.

二、既病防变

(一)临床表现

1.1 型糖尿病 相对于 2 型糖尿病而言。一般情况下 1 型糖尿病发生较急,且发病患者群常为青少年和儿童。其症状总结为"三多一少",其具体表现为多饮、多尿、多食和体质量减少。有时,一些患者会出现生长过慢、身体虚弱和消瘦的反应,并且 1 型糖尿病易发生酮症酸中毒的急性并发症,常表现为多饮、多尿、恶心、呕吐等。

2.2 型糖尿病 与 1 型糖尿病临床表现相比,2 型糖尿病无明显的"三多一少"的症状,并且常为慢性疾病,不易辨别何时何原因发病,有时患者往往已患病也未能及时发现治疗,只有患者经血糖检验后方可证实。另外,中老年人和肥胖的人易患此病,同时,年龄较大的 2 型糖尿病患者易发生非酮症高渗性昏迷,同时也极易发生

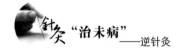

心脑血管疾病。在这些患者中,他们常被检测出血糖很高,无论在空腹还是在进食后均是如此。典型的症状如下:

(1)多饮多尿　普通患者一般会具有经常口渴、尿量增加的病症。

(2)食欲改变　有些患者会食欲增加,由此导致血糖增高。而有些患者也会出现食欲不振的情况,最终导致患者营养不良。

(3)体重减轻　患者的血糖一直不能处于正常的状态,而这时尿量又再增加,会出现糖尿的现象,而患者的进食并无明显的增多从而导致患者体重下降。

(4)反复性低血糖　患者在进食前和进食后2小时后血糖会增高,单在摄食后一段时间后,由于体内胰岛素的分泌增加会导致由胰岛素过多引起的低血糖情况,此时患者会感到饥饿、浑身无力、心跳加速等症状。

(二)治疗

方法1

【穴位】中脘、曲池、合谷、足三里、阴陵泉、丰隆、三阴交、太冲、血海。

【操作】采用毫针常规操作,施以平补平泻法,留针30 min,每日2次,6天为一疗程,每疗程间休息1天。

【结果】总有效率为88.33%,并证实针刺能增加葡萄糖的摄取能力,降低血脂,改善了糖脂代谢,促进了血液循环,具有降糖抗凝的作用。

【出处】张智龙,薛莉,吉学群等.针刺对2型糖尿病胰岛素抵抗影响的临床研究[J].中国针灸,2002,22(11):723.

方法2

【穴位】气海、中脘、足三里、地机、尺泽、三阴交、太溪、肾俞、胰俞,随症加减。

【操作】采用毫针常规操作,施以平补平泻法,每天一次,10 次为一个疗程,疗程间休息 5 天。

【结果】40 例患者,经 5 个疗程治疗后,基本痊愈 18 例,显效 12 例,有效 6 例,总有效率 90%。

【出处】陈瑞华,任义钟.针灸治疗非胰岛素依赖型糖尿病 75 例疗效观察[J].上海针灸杂志,2007,26(1):8 - 9.

方法 3

【穴位】胰俞、肺俞、肾俞、足三里、三阴交。

【操作】背俞穴毫针平刺,得气后,用平补平泻法;足三里、三阴交直刺,得气后,用泻法。以上均留针 30 min,每日一次,15 日为一疗程。

【结果】治疗组总有效率为 90.5%,对照组为 73.2%(P < 0.05)。

【出处】张慧岭,薄丽亚.逢时针灸治疗糖尿病临床观察[J].中国针灸,2003,23(1):13 - 14.

方法 4

【穴位】肾俞、气海、足三里(双)、三阴交(双)、曲池(双)。

【操作】采取小幅度的捻转,达到酸、麻、胀、痛感觉,留针 30 min,配合灸法,每个穴灸 5 min,每日一次,1 个月为一个疗程。

【结果】治疗组与对照组的痊愈率进行比较,经统计学处理有非常显著性差异(P < 0.01),表明针灸治疗糖尿病疗效优于优降糖的疗效。

【出处】朱秀锋.针灸治疗糖尿病 396 例[J].上海针灸杂志,2004,10(23):29.

方法 5

【穴位】肾俞、脾俞、足三里、关元、气海、三阴交、中脘、曲池。

【操作】肾俞、关元快速进针 0.5 寸,得气后,行捻转补法,其余

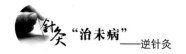
穴均采取平补平泻手法,以小幅度的捻转达到酸麻胀痛感觉得气后留针 30 min,配合灸法,每天一次,半月为一疗程,疗程间休息 5 天,继续下一疗程。

【结果】30 例患者,经 4 疗程治疗后,基本痊愈 12 例占 40%,显效 10 例占 33%,有效 5 例占 17%,无效 3 例占 10%,总有效率 90%。针灸治疗前后血糖变化经统计学处理,差异有非常显著的意义($P < 0.01$)。并随着血糖的改变其临床症状亦得到改善。治疗一个疗程后,尿糖转阴者 8 例,二个疗程后有转阴者 12 例,三个疗程后转阴者 7 例。

【出处】李镇荣. 针灸治疗糖尿病 30 例[J]. 中国针灸,2001,5(21):5.

三、愈后防复

1. 培养良好的饮食习惯,每餐定时定量,一般只吃七八成饱,细嚼慢咽;保持营养均衡,每餐饮食要尽量包括四类基本食物(五谷、蔬菜、肉、奶及钙类),三大类营养即糖、脂肪、蛋白质比例要合理;多选用高纤维食品,如红米、蔬菜、麦片、豆类等;避免甜食、甜品,如可乐、橙汁、果汁、甜面包等应严格限制;减少油腻食品,少用煎炸方式烹调及避免进食动物脂肪,以清淡饮食为主。

2. 适量的运动可以减低血糖及体重,对肥胖的糖尿病患者尤其重要,此外,还可以促进血液循环,减少并发症的发生,但也应注意适当的休息及合适的衣着鞋袜,避免经常进行剧烈的运动。

3. 糖尿病患者由于要长期注意饮食、运动和药物治疗,病人容易产生厌倦、烦躁痛苦的心理,尤其是治疗效果不佳或病情反复时,因此,应指导患者及家属了解疾病的性质,疾病的防治和保健,教育患者戒怒戒躁,保持意志安逸,积极乐观的心理状态,解除不必要的思想负担,增强战胜病魔的信心,主动配合治疗,争取早日康复。

4. 由于患者血糖升高,较易引起皮肤感染,因此,必须注意个人的清洁卫生。保持皮肤干爽,尤其是脚,鞋袜不宜过紧,以避免脚部皮肤损伤。皮肤有伤口,必须到医院处理好。并经常修剪指甲,避免皮肤瘙痒时抓破皮肤,引起感染。

5.糖尿病的妇女在怀孕或分娩时较易产生毒血症、感染、难产等并发症,对母亲及胎儿都造成影响。因此,糖尿病患者在怀孕之前应先将糖尿病控制好,并尽早做好产前检查,以确保产前、分娩及产后的安全。

6.穴位保健:每日按揉中脘、膻中、关元各50次,摩中脘、神阙顺逆各30遍,揉按肺俞、肾俞、命门各30次,捶击肾区30次,摩擦腰眼30次,按揉手三里、内关、足三里、三阴交各30次。

第八节 痛 风

一、未病先防

(一)痛风高危人群的范围

痛风高危人群一般指有痛风家族史、体重超重、不良生活方式等人群,以及患有高血压、高脂血症、冠心病和糖尿病的人群。

(二)痛风高危人群的中医分类

根据中医基础理论和个人体质辨识,痛风高危人群一般分为以下四类。

1.平和类 无明显不适。

2.痰湿类 形体肥胖、腹部肥满松软。面部皮肤油脂较多,多汗且黏,胸闷,痰多。面色淡黄而暗,眼胞微浮,容易困倦,口黏腻或甜,身重不爽,喜食肥甘甜品,大便正常或不实,小便不多或微混。经行延后,甚或闭经,带下量多,形体肥胖,胸闷泛恶。舌淡胖,苔白腻,脉滑。

3.湿热类 形体偏胖或苍瘦,性格多急躁易怒,平素面垢油光,

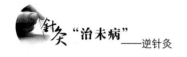

易生痤疮粉刺,身重困倦,眼睛红赤,大便燥结,或黏滞,小便短赤,男性易阴囊潮湿,女性易带下增多。舌质偏红,苔黄腻,脉象多见滑数。

4. 血瘀类　形体以中等偏瘦为主、腹部微硬。平素面色晦黯,皮肤偏暗或色素沉着,肌肤干,口唇暗淡或紫,舌下静脉曲张。多伴月经推后、痛经、闭经或伴有经色紫黯有块。舌质紫暗或有瘀斑,苔薄白,脉涩。

(三)痛风高危人群逆针灸

方法1

(1)平和类　中脘、关元、气海、天枢、足三里,平补平泻。

(2)痰湿类　中脘、关元、水分、天枢、曲池、合谷、丰隆、上巨虚、阴陵泉,平补平泻。

(3)湿热类　针刺曲池、合谷、阳陵泉、阴陵泉、三阴交、涌泉等穴。

(4)瘀血类　针刺关元、三阴交、血海等穴。

二、既病防变

(一)临床表现

1. 无症状期　仅有波动性或持续性高尿酸血症。

2. 急性关节炎期　常有以下特点:①多在午夜或清晨突然起病,多呈剧痛,数小时内出现受累关节的红、肿、热、痛和功能障碍;②秋水仙碱治疗后,关节炎症可以迅速缓解;③发热;④初次发作常呈自限性,数日内自行缓解,此时受累关节局部皮肤出现脱屑和瘙痒,为本病特有的表现;⑤可伴高尿酸血症;⑥关节腔滑囊液偏振光显微镜检查可见双折光的针形尿酸盐结晶是确诊本病的依据。受寒、劳累、饮酒、高蛋白高嘌呤饮食以及外伤、手术、感染等均为常见的发病诱因。

3. 痛风石及慢性关节炎期　痛风石是痛风的特征性临床表现,常见于耳轮、跖趾、指间和掌指关节,常为多关节受累,且多见于关节远端,表现为关节肿胀、僵硬、畸形及周围组织的纤维化和变性,严重时患处皮肤发亮、菲薄,破溃则有豆渣样的白色物质排出。形成瘘管时周围组织呈慢性肉芽肿,虽不愈合但很少感染。

4.肾脏病变　主要表现在痛风性肾病和尿酸性肾石病。

(二)治疗

方法1

【穴位】患侧隐白、大敦、太冲、三阴交、阳陵泉、阴陵泉。

【操作】穴位常规消毒后,针刺穴位使之得气,再用青岛产G6805电针治疗仪,选用连续波,电流强度以病人能耐受为度,通电30 min。

【结果】治疗组76例中,治愈44例(57.89%),好转32例(42.11%);对照组45例中,治愈16例(35.55%),好转17例(37.78%),无效12例(26.67%)。经统计学处理 $P < 0.01$。

【出处】张静,沈宏家.电针加穴位注射治疗原发性急性痛风性关节炎76例[J].针灸临床杂志,2005,21(11):32 – 33.

方法2

【穴位】足三里、公孙、三阴交、阴陵泉、八风。

【操作】先针刺公孙、三阴交及阴陵泉等,再针足三里,得气后在足三里穴上温针灸2～3壮,30 min后取针,并泻八风穴,每天一次,7天一疗程。

【结果】结果经统计学处理,温针灸组和秋水仙碱组临床疗效差异无显著性意义,两种疗法的不良反应比较差异有显著性意义($P < 0.01$)。

【出处】刘鑫.温针灸治疗痛风性关节炎61例[J].中国针灸,2000,(9):537 – 538.

方法3

【穴位】足三里、阴陵泉、脾俞、三阴交、大椎、天枢、丰隆。

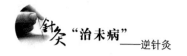
局部治疗取穴:第一趾跖关节部位肿痛用太白、太冲。跖跗关节部位肿痛用商丘、冲阳、内庭。踝关节部位肿痛用丘墟、太溪、商丘。膝关节部位肿痛用双膝眼、鹤顶。

【操作】温针灸足三里、阴陵泉、脾俞、三阴交捻转补法,大椎穴刺络放血,丰隆、天枢提插泻法。局部治疗各穴均用温针灸。治疗10天为一个疗程。

【结果】痊愈16例(占50.0%),显效9例(占28.1%),有效4例(占12.5%),无效3例(占9.4%),总有效率为90.6%。

【出处】张淑英.针刺治疗痛风性关节炎32例[J].针灸临床杂志,2001,17(8):9.

方法4

【穴位】阿是穴(红肿最明显处)、丘墟、太冲、太白、内庭,膝部加内外膝眼,踝部加商丘。

【操作】常规消毒后,用1.5寸28号毫针,刺入穴位得气后,急性期用泻法,恢复期用平补平泻法,留针30 min,起针后阿是穴用梅花针叩刺出血,加拔火罐,出血量以3~10 ml为宜,取罐后再次消毒。急性期每日治疗一次,恢复期隔天治疗一次,7次为一疗程。

【结果】39例患者,治愈24例,占61.5%;好转12例,占30.8%;未愈3例,占7.7%,总有效率为92.3%。

【出处】陈辉.针罐结合治疗痛风39例疗效观察[J].针灸临床杂志,2006,22(5):9.

方法5

【穴位】疼痛关节侧太溪、昆仑、隐白、太冲、三阴交、足三里、丰隆、阿是穴等。

【操作】患者取仰卧位或端坐位,局部皮肤常规消毒。用0.30 mm×40 mm毫针快速进针,阿是穴用毫针以30°角向疼痛中心围刺,以 3~4 根针为宜,针刺穴位使之得气,即酸、麻、胀、痛,强度以患者能耐受为度,留针 30 min,每日一次,一次为一疗程。痛点放血:针灸治疗完毕后,拔针,用医用三棱针,常规皮肤及针具消毒,在围刺中心肿痛点,快速进出针,自然放血 1~5 min,后用无菌棉球和低敏透气贴贴敷针孔处,嘱患者放血部位 24 小时不沾水,24 小时后摘掉棉球和透气贴。肿痛点放血隔日一次。

【结果】治疗组临床治愈率明显高于对照组($P < 0.05$);在降低血尿酸、改善急性期患者主要关节疼痛、肿胀症状及疗效稳定性方面均优于对照组,不良反应少。

【出处】闫滨.针灸配合放血疗法治疗痛风性关节炎临床观察[J].昆明医学院学报,2009,(12):101–104.

三、愈后防复

1.饮食调养　坚持"三低饮食",即低热量、低脂肪、低盐。要限制食物总热量,少吃动物脂肪,忌食含嘌呤高的食物。坚持"三戒",戒烟、戒酒、戒吃刺激性食物。

2.心理调养　坚持乐观心态,生活规律,防止过劳,包括心劳、体劳、房劳。

3.适当运动锻炼。

4.起居调养　防止过度疲劳,不熬夜、不参加过度劳累及剧烈的体力活动,保持劳逸结合,张弛有度,有规律的生活习惯;适度控制性生活,特别是老年痛风患者或伴有肾功能损害者更要注意节制;同时注意尽量避免外伤等。

5.坚持定期检查　如血压、血尿酸、血脂、血糖、肝功能、肾功能等。

6.穴位保健　可选太溪、复溜、神门、曲池、合谷、足三里、关元、气海、水道等穴,毫针补法,每周两次,10 次为一疗程。也可以长期采用针刺疗法进行调补,改善体质。

第十四章 其他病症

第一节 风厥(过敏性鼻炎)

一、未病先防

(一)过敏性鼻炎高危人群的范围

过敏性鼻炎高危人群主要包括过敏性体质者、长期接触有害气体或从事装修、煤炭等行业之人、喜好吃腥、辣、寒等食物之人、父母或家族有过敏性鼻炎史者。

(二)过敏性鼻炎高危人群的中医分类

根据中医基础理论和个人体质辨识,过敏性鼻炎高危人群一般分为以下五类。

1. 特禀类 多先天从家族获得,表现多种多样,最多见是过敏体质,如经常鼻塞、打喷嚏、流鼻涕,容易患哮喘,容易对药物、食物等过敏;有些人皮肤抓挠后,可有明显红印,可有痒感,有些人则会经常无缘无故地出现腹痛、恶心、呕吐、腹泻等。此种体质对环境适应差。体型多无特殊。面色容易出现风团、丘疹等,可成批出现,消退后可有色素沉着。舌质无明显特殊。

2. 气虚类 容易犯困,犯懒,常觉得累,性格比较偏内向,体形有胖也有瘦,但肌肉松软,脸色偏白,舌质淡红,喝水不多,常有排便困难,但大便多稀薄,小便清长。

3. 阳虚类 怕冷,四肢凉,喜饮热饮,不喜冷饮,女性可有痛经、经期拖后,闭经等。男性多有性欲及性功能低下,容易出现阳痿、早泄等性功能障碍。性格偏内向,情绪比较低。体型偏胖,但肌肉松软,不结实。爱出汗,甚至不活动也可出汗。面色多偏白而无光泽,舌质胖,有齿痕,色淡,苔白。大便稀薄,可有完谷不化,夜尿偏多。

4. 气郁类　不容易开心,容易生气,女性常会感到乳房胀痛,以月经前明显,经常叹气,咽部像是有东西卡在那里,吐之不出、咽之不下。食欲差,睡眠质量差,容易失眠。体型多消瘦,面色晦暗,没有光泽,舌质淡红或暗红,舌苔薄白或厚腻。小便多正常,大便干燥或溏薄。

5. 血瘀类　有瘀斑,或大或小,再就是会有疼痛,多为刺痛,且疼痛位置多固定。血瘀体质性格多内向,爱生气,容易心烦,容易忘事。体型多偏瘦,容易牙龈出血,皮肤多干燥,头发容易脱落,指甲不平,有条状或点状白色花纹。面色常偏暗,可有斑,唇色紫暗,舌质暗红或紫,有瘀斑或瘀点。大便偏干,有时排黑便。小便短赤。

(三)过敏性鼻炎高危人群逆针灸

方法1

【穴位】大椎、迎香、曲池、尺泽、列缺、合谷。

【操作】患者取正坐位,稍低头,为防止紧张及预防晕针等不良反应出现,嘱患者将背部靠在椅背上。常规消毒后,采用0.30 mm×40 mm 毫针进行针刺,大椎穴直刺25~30 mm,并使针下出现胀感;迎香穴直刺3~5 mm,捻转至患者出现酸痛欲哭感;曲池穴直刺25~30 mm,得气后行平补平泻法;尺泽穴运用逆经刺泻法,向上斜刺25~30 mm;列缺穴向下平刺8~12 mm;合谷穴直刺10~15 mm,至针下出现胀感。针刺后,将已切好的厚度约2 mm、直径约25 mm的新鲜姜片中心穿5~10个小孔,并从中间孔穿过已刺入大椎穴的针身,将新鲜姜片平铺在大椎穴表面,点燃规格为18 mm×30 mm的温灸纯艾条,使点燃的一端朝向大椎穴,置于针柄上,艾柱燃烧端

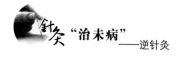

距大椎穴表面皮肤的垂直距离为 15～20 mm,留针 20 min。隔日治疗一次,每星期治疗 3 次,共治疗 12 次。

【结果】30 例患者经治疗后,显效 9 例,有效 15 例,无效 6 例,总有效率为 80.0%。

【出处】叶永铭,田楠,汪玉娇. 针灸治疗变应性鼻炎疗效观察〔J〕. 上海针灸杂志,2014,33(11):1035－1037.

二、既病防变

(一)临床表现

鼻腔黏膜和黏膜下组织发生炎症而充血或水肿,患者经常会出现鼻塞,流涕,鼻痒,喉部不适,咳嗽等症状。

(二)治疗

方法 1

【穴位】迎香、鼻渊、合谷、肺俞、印堂、足三里、大椎穴。

【操作】迎香、鼻渊穴刺入 0.5 寸,合谷穴刺入 1 寸,肺俞斜刺,0.5 寸,行平补平泻法,留针 30 min,每隔 10 min 捻针一次。印堂、足三里和大椎穴采用常规隔姜灸法,每天一次。

【结果】42 例患者其中显效 19 例,有效 17 例,无效 6 例,有效率 85.71%。

【出处】于红梅. 针灸治疗急性发作期过敏性鼻炎的临床研究〔J〕. 中国当代医药,2013,20(24):133－134.

方法 2

【穴位】针刺取穴:迎香(双)、合谷(双)、印堂、上星、百会、肺俞(双)、足三里(双)。症状反复发作者,配肺俞(双),足三里(双)和大椎穴。耳穴取穴:过敏点、内鼻、外鼻、神门、内分泌、下屏尖。

【操作】印堂穴用 1.5 寸 30 号毫针,以提捏法进针,使针感到达鼻准头,内及鼻腔。再针刺上星、百会,针尖向鼻尖,并用艾灸熏灸各个穴位 30 min,用手指轻按穴位,以局部皮肤潮红为宜。耳穴用针柄寻找出敏感点,再用王不留行埋穴,嘱患者每日按压 4 次,每次 2 min,以有稍痛感为度。

【结果】治疗效果显著。

【出处】陈卫红.针灸治疗过敏性鼻炎 12 例[J].实用中医药杂志,2001,17(10):46.

方法 3

【穴位】迎香、足三里。

【操作】患者取坐位。医者以 75% 酒精消毒穴位处皮肤后,先用维丁胶性钙针剂 1 ml 注射两侧迎香穴各 0.5 ml;再用人体胎盘组织液针剂 2 ml 注射两侧足三里穴各 1 ml,隔 3 日一次,10 次为一疗程。

【结果】治愈 21 例,占 45.7%;好转 25 例,占 54.3%。总有效率为 100%。

【出处】徐志荣,徐志安,彭冬梅等.穴位注射治疗过敏性鼻炎 46 例[J].江苏中医药,2007,39(6):48.

方法 4

【穴位】初伏、中伏取肺俞、心俞、膈俞,末伏取肺俞、脾俞、肾俞、足三里。

【操作】取白芥子、玄胡各 30%,甘遂、细辛各 20%,共研细末,用鲜姜汁调成稠膏状,压扁切成块,每块约 1 cm×1 cm(6 g),再加少许麝香,分摊在直径约 5 cm 的胶布上,固定于上述穴位。每隔 10 天贴敷一次,即初伏、中伏、末伏各贴一次。一般敷贴 2~4 小时,如果敷后局部无发痒、发热等不适感,也可多敷贴几小时,等药物干燥后再揭下。贴后忌食生冷辛辣,禁冷水洗浴。此法每年敷贴。连续敷贴 3 年为一疗程。

【结果】经治一疗程,本组患者 88 例,临床治愈 24 例,占 27.3%;显效 40 例,占 45.4%;有效 16 例,占 18.2%;无效 8 例,占

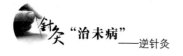
9.1%。总有效率90.9%。

【出处】曹春梅.三伏天敷贴治疗过敏性鼻炎连续3年疗效观察〔J〕.中国针灸,2001,21(5):282.

三、愈后防复

1. 保持个人良好卫生习惯能减少鼻病毒感冒的传播。注意鼻腔清洁,经常清洗鼻腔。

2. 加强室外体育锻炼,增强体质。加强锻炼,经常运动,通过运动锻炼提高身体素质。通过运动可使血液循环改善,鼻甲内的血流不致阻滞。

3. 积极防治急性呼吸道疾病,以免诱发过敏性鼻炎发作。预防感冒,感冒往往引发过敏性鼻炎复发,为此若患外感应及时及早治疗。

4. 注意休息,加强保暖;注重调摄,改善体质。常服补气中药,提高免疫力,服食偏温性食品,逐渐改变虚寒体质,能有效缓解鼻炎的发作。少食辛、辣、炸、炒之属热性之品。同时海鲜及冰冻鱼、鱿鱼、虾米等咸海产品容易刺激诱发炎症,这类食品最好不食。

5. 注意生活习惯:由造成感染的微生物所形成者,如细菌、病毒等。过敏性鼻炎患者在生活中要注意卫生,远离病毒和细菌。

6. 避开过敏源:寻找并避免接触变应原,引起过敏性鼻炎季节性发病的多为花粉,常年性患者的致病物则是室内粉尘、真菌、动物羽毛或皮毛等。

7. 卧室内使用无致敏作用的床单及被褥,如使用密闭良好的床垫及枕头,及柔韧性较好的床单和枕巾等,并每周用热水清洗床单枕巾;并注意不要在户外晒被和床单,因为霉菌和花粉可以粘到被子上。

8. 由注射或口服药剂而形成者,如青霉素、磺胺剂等。过敏性鼻炎患者最好少服药,及时到五官科医院进行治疗,避免其危害。

9.保持室内清洁无尘以减少致敏原,可用吸尘器或湿抹布经常打扫房间。

10.忌烟,避免出入于温差较大的场所;加强劳动及个人防护,避免或减少尘埃、花粉等刺激;调畅情志,积极治疗。

第二节　三叉神经痛(面风病)

一、未病先防

(一)面风病高危人群的范围

面风病高危人群主要包括牙合系统功能紊乱者,有副鼻窦炎、牙源性炎症者,高血压、高血脂、动脉硬化者,发生病毒感染者,骨质增生和外伤导致三叉神经骨孔狭窄者。

(二)面风病高危人群的中医分类

根据中医基础理论和个人体质辨识,面风病高危人群一般分为以下四类。

1.平和类　无明显不适。

2.血瘀类　其特征是有瘀斑,或大或小,再就是会有疼痛,多为刺痛,且疼痛位置多固定。血瘀体质性格多内向,爱生气,容易心烦,容易忘事。体型多偏瘦,容易牙龈出血,皮肤多干燥,头发容易脱落,指甲不平,有条状或点状白色花纹。面色常偏暗,可有斑,唇色紫暗,舌质暗红或紫,有瘀斑或瘀点。大便偏干,有时排黑便。小便短赤。

3.气郁类　一般表现为不容易开心,容易生气,女性常会感到乳房胀痛,以月经前明显,经常叹气,咽部像是有东西卡在那里,吐之不出、咽之不下。食欲差,睡眠质量差,容易失眠。体型多消瘦,面色晦暗,没有光泽,舌质淡红或暗红,舌苔薄白或厚腻。小便多正常,大便干燥或溏薄。

4.阴虚类　会觉得热,如五心烦热,指两手两足心发热,并自觉

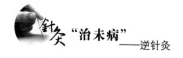

心胸烦热。或在午后到傍晚的时候觉得烘热,早上则不明显,常感到头昏、腰酸腿软和耳鸣。夜间可有盗汗。常常口干,喜喝偏凉的水。性格较急躁,偏外向,体型偏瘦,面色多红,以两颧部为主,舌质红或淡红,苔薄白或苔少甚无苔。大便多干,小便短赤。

(三)面风病高危人群逆针灸

方法 1

【穴位】颧髎、下关、合谷、内庭。

【操作】针刺均选用 28 号毫针,患者仰卧位或坐位,针刺颧髎、下关穴时取 3.0 寸毫针,针颧髎穴沿外眼角直下颧骨下缘凹陷处垂直进针 2.0 ~ 2.5 寸,当出现触电感扩散至整个面颊部时,提插 3 ~ 5 次,针下关穴针尖向对侧乳突方向刺入 2.0 ~ 2.5 寸,当出现触电感传至下颌与舌时,提插 3 ~ 5 次,其他穴位采用常规刺法,针用泻法。穴温针灸法:剪取一段长 2 cm 左右艾条,用火柴杆在艾段中间扎一小孔然后将艾段插在针柄上,点燃施灸,共施 2 ~ 3 壮,留针 30 ~ 40 min,每日一次,10 次为一疗程,一个疗程治疗结束后休息 3 ~ 5 天,可继续下一疗程,共治疗 3 个疗程。

【结果】治疗 30 例,临床治愈 20 例,好转 5 例,无效 5 例,总有效率 83.33%。

【出处】王利,史玉君. 温针灸法治疗原发性三叉神经痛 60 例[J]. 陕西中医,2008,29(4):481 - 482.

二、既病防变

(一)临床表现

面颊上下颌及舌部明显的剧烈电击样、针刺样、刀割样或撕裂样疼痛,持续数秒或 1 ~ 2 min,突发突止,间歇期间完全正常。

(二)治疗

方法 1

【穴位】合谷、太冲。分支取穴;第一支痛:攒竹、头维;第二支痛:迎香、颧髎;第三支痛:下关、颊车。

【操作】患者取坐位,以 75% 酒精常规消毒后,取 0.35 mm × 40 mm毫针刺合谷穴,直刺进针 1 寸左右使针感从虎口两指之间向肘部扩散,得气后留针;太冲穴直刺 0.5 ~ 1 寸,得气后留针;面部三叉神经相应分支穴位快速刺入 1 ~ 1.5 寸,使触电感传至相应各支分布区域,留针 45 min,间隔 15 min 行针 1 次,每穴位 5 ~ 10 s 以得气为度,采用平补平泻法。每天一次,30 天一疗程。

【结果】治疗 47 例,痊愈 6 例,显效 26 例,有效 11 例,无效 4 例,总有效率91.49%。

【出处】蔡国锋.针药并用治疗原发性三叉神经痛 47 例[J].针灸临床杂志,2010,26(5):6-10.

方法 2

【穴位】患侧风池、阳白、太阳、四白、下关、牵正,双侧合谷、曲池、太冲。

【操作】在穴位正中直刺或平刺 1 针,深度约 0.5 ~ 1.2 寸,采用提插捻转相结合的平补平泻法使之得气,留针 30 min,每日一次,5 天为一疗程,疗程中间休息 2 天。于每周一、三、五在颊车穴周围局部常规皮肤消毒,用梅花针叩刺,均匀有节奏地叩打皮肤,使被叩刺的皮肤微量出血,再用小号火罐于叩刺周围拔罐,留罐 5 ~ 10 min,3 次为 1 疗程。

【结果】所有 23 例患者中,痊愈 18 例,显效 3 例,有效 2 例,治愈率78.26%,总治愈率100%。

【出处】孙海东,王翠.叩刺拔罐治疗血瘀型三叉神经痛 23 例[J].中医外治杂志,2012,21(3):50.

三、愈后防复

1.膳食温度要适宜。要尽可能避免刺激性食物,以清淡的食物为主。切忌不要食用硬果、油炸的食物,不吃或是不闻芥末、姜粉

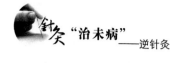
等,防止因打喷嚏诱发三叉神经痛的发病,忌浓茶、咖啡、人参补品、过热、油炸以及各种刺激、酒、酸、辣等食物。

2.保持心情舒畅,切忌冲动、生气、抑郁寡欢;生活、饮食要有规律,保证足够的睡眠和休息,避免过度劳累。

3.加强锻炼、增强身体正常的免疫力也不可忽视。动作轻慢,防止一切诱发疼痛的因素。尽量避免刺激扳机点,寒冷天注意保暖,避免冷风直接刺激面部,不用太冷、太热的水洗面。

4.讲究卫生,防止感染:三叉神经节内有炎性浸润,三叉神经痛可能与某些感染性疾病有关。其病原体可产生内毒素和外毒素,并导致营养代谢障碍。对三叉神经产生不良刺激,从而诱发或加重本病。

图书在版编目（CIP）数据

针灸"治未病"/韩兴军,叶小娜主编.—济南:山东
科学技术出版社,2015（2021.1 重印）
ISBN 978 - 7 - 5331 - 7799 - 7

Ⅰ.①针… Ⅱ.①韩… ②叶… Ⅲ.①针灸疗法
Ⅳ.①R245

中国版本图书馆 CIP 数据核字(2015)第 115672 号

中医药预防保健丛书

针灸"治未病"
——逆针灸

主编 韩兴军 叶小娜

主管单位:山东出版传媒股份有限公司
出 版 者:山东科学技术出版社
    地址:济南市玉函路 16 号
    邮编:250002 电话:(0531)82098088
    网址:www. lkj. com. cn
    电子邮件:sdkj@ sdpress. com. cn
发 行 者:山东科学技术出版社
    地址:济南市玉函路 16 号
    邮编:250002 电话:(0531)82098071
印 刷 者:北京时尚印佳彩色印刷有限公司
    地址:北京市丰台区杨树庄103号乙
    邮编:100070 电话:(010) 68812775

开本:880mm×1230mm 1/32
印张:8.5
版次:2021 年 1 月第 1 版第 2 次印刷

ISBN 978 - 7 - 5331 -7799 - 7
定价:48.00 元